JEET KUNE DO DE BRUCE LEE

ESTRATEGIAS DE ENTRENAMIENTO Y LUCHA DEL JEET KUNE DO

SAM FURY

Ilustrador
DIANA MANGOBA

Traductor
MINCOR INC

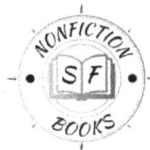

ADVERTENCIAS Y EXENCIONES DE RESPONSABILIDAD

La información de esta publicación se hace pública solo como referencia.

Ni el autor, editor ni ninguna otra persona involucrada en la producción de esta publicación es responsable de la manera en que el lector use la información o el resultado de sus acciones.

ÍNDICE

GRACIAS POR TU COMPRA

Si te gusta este libro, deja una reseña donde lo compraste. Esto ayuda más de lo que la mayoría de la gente piensa.

Para encontrar más SF Nonfiction Books disponibles en español, visita:

www.SFNonFictionbooks.com/Foreign-Language-Books

Gracias de nuevo por tu apoyo,

Sam Fury, autor.

INTRODUCCIÓN

Creo que Bruce Lee tenía la intención de que el Jeet Kune Do (JKD) fuera un marco sobre el cual construir, para que un individuo desarrollara una forma de pelea que funcionara mejor para sí mismo.

Dentro de este libro hay lecciones que se enfocan en los conceptos y técnicas básicos que Bruce Lee desarrolló para JKD. Esto podría interpretarse como el JKD de Bruce Lee, pero es posible que lo que funcione para Bruce no funcione para ti y lo que funcione para ti no funcione para mí.

Usa las lecciones de este libro como base para crear tu propio JKD. Una vez que los entiendas, estarás bien equipado para analizar cualquier técnica de cualquier otra fuente y decidir si te será útil. Si no es así, deséchalo. Eso incluye técnicas de este libro que creas que no te benefician.

Aprender muchas técnicas no es lo que se necesita para ser un buen combatiente. Es mucho mejor ser muy bueno en unas pocas técnicas, que estar bien en muchas. La clave es eliminar lo que no es bueno para ti.

Cuantas más técnicas tengas en tu arsenal para una determinada situación, más tendrás para elegir. Se necesita tiempo para tomar decisiones, y cuantas más haya que tomar, más tiempo se necesita.

Es mucho mejor tener una técnica que sepas que funciona en una situación dada, para luego grabarla en tu memoria muscular, y que te muevas instintivamente cuando surja esa situación.

Cuando tengas estas técnicas arraigadas en tu memoria muscular, no tendrás que pensar en reaccionar en determinadas situaciones y así tu mente estará libre para elaborar estrategias.

Necesitas experimentar para encontrar la mejor técnica para una situación determinada. Para eso está el entrenamiento. Al elegir una técnica, sigue los principios o conceptos principales del JKD.

Este libro se centra en las técnicas físicas y las estrategias mentales de pelea e intenta explorar el lado filosófico o espiritual de JKD. *El Tao del Jeet Kune Do de* Bruce Lee es, en mi opinión, la mejor fuente para cualquier persona interesada en esa parte de JKD, y es muy recomendable incluso para aquellos que no lo están.

CONCEPTOS DEL JEET KUNE DO

Te recomiendo que leas este capítulo antes de comenzar las lecciones de este libro para que puedas familiarizarte con los conceptos principales del Jeet Kune Do. Algunos de estos conceptos también se analizan con mayor detalle como parte de las lecciones. Como todo en este libro, intenta tratar estas cosas como pautas a seguir la *mayor parte* del tiempo, no como reglas estrictas escritas sobre piedra.

Golpe directo adelantado

> «El golpe directo adelantado es la columna vertebral de todos los golpes en el Jeet Kune Do».
>
> Bruce Lee.

El golpe directo adelantado está diseñado para ser rápido, preciso, potente y extremadamente práctico. Una lección está dedicada al golpe directo adelantado.

Ataques no telegrafiados

Telegrafiar un ataque es cuando haces algo que alerta a tu oponente sobre tu ataque, como poner tu mano detrás de ti antes de golpear, mirar al objetivo deseado o hacer un ligero movimiento facial.

Cuando puedas iniciar tu ataque sin previo aviso, tu oponente tendrá menos tiempo para reaccionar.

Los ataques de Jeet Kune Do (JKD) están destinados a ser lanzados sin signos de preparación, pero incluso esto no funciona siempre igual. Un ejemplo puede ser cuando tienes los brazos de tu oponente inmovilizados. Echar tu brazo hacia atrás producirá más poder, y debido a que tienes sus brazos inmovilizados, puede que no importe telegrafiar el movimiento.

No clásico

Cada situación es diferente y, para tener éxito, debes poder adaptarte. Estar aferrado a un estilo particular de artes marciales y sus formas clásicas puede restringirte como practicante.

> «Vacía tu mente, no te conviertas en una forma, sé amorfo como el agua. Si pones agua en una taza el agua llega a ser la taza. Si pones agua en una botella, el agua llega a ser la botella. Si la pones en una tetera el agua llega a ser la tetera. Esa agua puede fluir o puede caerse. Sé agua, amigo mío».
>
> Bruce Lee.

Además, muchas de las formas tradicionales están diseñadas para verse bien en lugar de ser efectivas. En JKD la eficacia es lo que importa.

Economía de movimiento

La economía de movimiento minimiza la pérdida de tiempo o movimiento. Un buen ataque llega a su objetivo en el menor tiempo posible con tanta fuerza como sea posible. Esto te ahorra energía y también hace que tu ataque sea más rápido, lo que le da a tu oponente menos tiempo para reaccionar.

Directo

Tu ataque debe tomar la ruta más corta posible hacia su objetivo, mientras te mantienes a salvo del ataque de tu oponente. Suele ser una línea recta.

Tu arma más larga para el objetivo más cercano

Usar tu mano o pie directamente hacia el objetivo más cercano hace que tu ataque viaje la distancia más corta posible, lo que significa que tu oponente tiene menos tiempo para reaccionar. Un ejemplo de esto es la patada lateral directa baja en la espinilla o la rodilla.

Sencillez

No compliques las cosas. Solo haz lo que sea necesario para lograr tu objetivo lo más rápido posible.

«La simplicidad es la distancia más corta entre dos puntos».

Bruce Lee

Defensa y ofensa simultánea

En muchas de las artes de pelea, cuando se produce un ataque, el practicante se defiende y luego regresa con un ataque propio (un contraataque). Es uno tras otro. Con defensa y ataque simultáneos, cuando llega el ataque, defiendes y contraatacas al mismo tiempo. Esto ahorra tiempo y es más difícil para tu oponente defenderse.

Un contraataque es una táctica empleada en respuesta al ataque de tu oponente. En este libro, también se le denomina contra, contrarrestar, etc.

Intercepción

La intercepción va un paso más allá que la defensa y la ofensiva simultáneas al hacer que la defensa y la ofensiva se hagan en un solo movimiento. Detienes el ataque de tu oponente con un ataque tuyo propio. En otras palabras, interceptas su ataque.

Las dos herramientas principales para hacer esto son: el golpe de parada y el apalancamiento deslizante, que se explican en detalle en las respectivas lecciones dedicadas a estas.

Jeet Kune Do se traduce literalmente como: «El camino del puño interceptor».

Cuatro rangos de combate

Hay cuatro rangos básicos en los que puedes estar en relación con tu oponente y los ataques que se pueden realizar. Debes saber pelear eficazmente en todos ellos. Los rangos son: patadas, puñetazos, trampas y agarres.

Cinco formas de atacar

Aunque se presentan por separado, las cinco formas de atacar funcionan juntas y están muy entrelazadas. Lo que sigue es una descripción muy básica. Cada forma de atacar se tratará en detalle en las lecciones.

Ataque de ángulo único (SAA por sus siglas en inglés)

Este es un ataque único dirigido al objetivo utilizando la ruta más económica posible. Golpea a tu oponente antes de que pueda responder con eficacia. Depende de la velocidad y la sincronización.

Ataque por combinación (ABC por sus siglas en inglés)

Este es un ataque compuesto por dos o más movimientos que preferiblemente se mezclan de forma natural.

Ataque de inmovilización (IA por sus siglas en inglés)

Atrapar o inmovilizar las extremidades de tu oponente para que puedas dirigirlas fuera de tu línea de ataque o evitar que se muevan.

Ataque indirecto progresivo (PIA por sus siglas en inglés)

Usar una finta u otro movimiento para crear una abertura y luego golpear con el mismo movimiento. No echar hacia atrás tu extremidad para hacer el golpe.

Ataque por atracción (ABD por sus siglas en inglés)

Exponer un objetivo para atraer a tu oponente a atacar. Cuando él o ella están comprometidos con un ataque, interceptas o defiendes y contraatacas.

Línea central

El siguiente es un extracto del *Entrenamiento básico de Wing Chun* por Sam Fury.

www.SFNonFictionbooks.com/Foreign-Language-Books

El principio de la línea central es un concepto central en Wing Chun kung fu. La mayoría, si no todos, los ejercicios de este libro se centran en proteger tu propia línea central mientras controlas a tu oponente. Tu línea central es una línea imaginaria dibujada verticalmente por el centro de tu cuerpo. Todos los órganos vitales se encuentran cerca del centro del cuerpo. Mantenlo alejado de tu oponente, distanciado en ángulo.

Controlar la posición de tu línea central en relación con la de tu oponente se realiza con un juego de pies. Entender el tema de la línea central te permitirá saber instintivamente dónde está tu oponente.

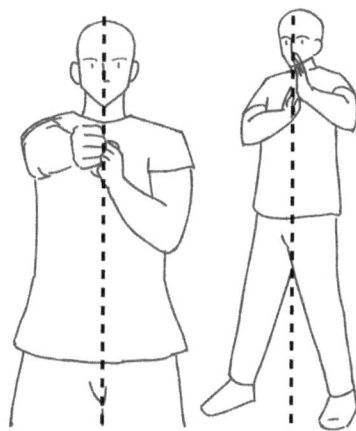

Tu línea central (diferente de tu línea del centro) se dibuja desde tu centro en ángulo hacia tu oponente.

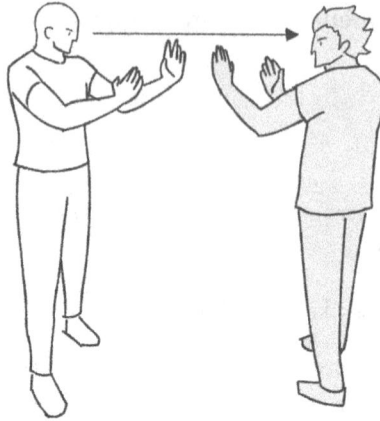

Ofensivamente, generas la mayor potencia cuando golpeas desde tu centro, ya que puedes incorporar todo tu cuerpo y caderas.

Cuando estás atacando en línea recta, tu línea del centro debe mirar en dirección opuesta a tu oponente, mientras que tu línea central mira hacia su centro.

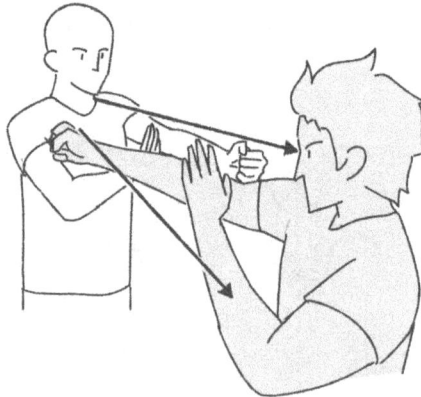

Con golpes de gancho y otros ataques circulares, la línea central y del centro se fusionan.

Hay tres pautas principales para la línea central.

There are three main guidelines for the centerline.

- El que controla la línea del centro controlará la pelea.
- Protege y mantén tu propia línea del centro, mientras controlas y explotas a tu oponente.
- Controla la línea del centro ocupándola.

Capítulos relacionados:

- Puñetazo directo adelantado
- Patada lateral baja adelantada
- Contraataque
- Golpe de parada
- Apalancamiento deslizante
- Sincronización
- Puñetazo de gancho

CÓMO USAR ESTE LIBRO PARA ENTRENAR EN JEET KUNE DO

La frecuencia y la duración de tus sesiones de entrenamiento dependen del tiempo que tengas disponible y del tiempo que estés dispuesto a dedicar. Como con todo, mientras más entrenes, más rápido progresarás. En las bonificaciones se incluye una muestra de programa de entrenamiento.

Calentamiento

Empieza siempre tu sesión de entrenamiento con un calentamiento y un ligero estiramiento. Si no calientas antes de someter tu cuerpo a una actividad intensa, esto resultará en lesiones.

El tiempo que pasas calentando depende de tu cuerpo y de la temperatura. Cuanto más fría sea la temperatura, más tiempo necesitarás para calentar.

Saltar la cuerda

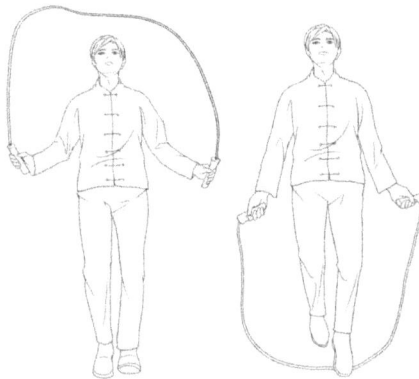

Saltar la cuerda durante tres a cinco minutos suele ser suficiente para calentar. Saltar también te ayudará a desarrollar un sentido del equilibrio y la capacidad de ser liviano con los pies.

Se pueden usar sesiones más largas para aumentar la resistencia cardiovascular. Diez minutos de saltar la cuerda tienen los mismos beneficios cardiovasculares que treinta minutos de jogging.

Para aprovechar al máximo los saltos agrega algo de variedad, como: sostener un pie frente a ti mientras saltas con el otro, alternar los pies con cada giro de la cuerda, variar la velocidad a la que saltas, etc. Usa tus muñecas para balancear la cuerda en lugar de tu brazo.

Una cuerda de cuero con cojinetes de bolas en los mangos es el mejor tipo de cuerda para saltar.

Shadowboxing (Boxeo con contendiente imaginario / Boxeo de sombra)

El Shadowboxing es otra buena actividad de calentamiento que ayuda a aumentar la resistencia, la velocidad, la memoria muscular, el juego de pies, la creación de ideas, etc. Cuando lo hagas, imagina a un oponente frente a ti y ponte en un estado de ánimo de lucha. Empieza despacio y relajado, concentrándote en la forma. Aumenta la velocidad a medida que tu cuerpo se calienta.

Actividades enfocadas

Saltar la cuerda y el shadowboxing son buenos para calentar el cuerpo en conjunto, pero también debes prestar especial atención a las acciones que planeas realizar durante la sesión de entrenamiento e imitarlas durante el calentamiento. Por ejemplo, si vas a practicar la patada lateral, haz algunas patadas ligeras antes de intentar hacerlo con más fuerza.

Estiramientos

También se necesitan estiramientos ligeros como parte de tu calentamiento. El estiramiento profundo se realiza después de tu entrenamiento.

Habilidades

Trabaja en las habilidades técnicas inmediatamente después de tu calentamiento. Los ejercicios de habilidades técnicas se realizan mejor mientras estás fresco. Si los haces cuando estás fatigado, a lo mejor no los harás correctamente, y la forma en que entrenas se verá reflejada en la forma en que peleas. Cuando empieces a agotarte, cambia a un entrenamiento más basado en la resistencia.

Aprendizaje progresivo

Cada capítulo de este libro puede considerarse una lección, y todas las lecciones se basan unas en otras. Se recomienda que no omitas lecciones o capítulos, al menos no la primera vez que los estudies. Se recomienda repetir las lecciones, incluso durante tu primer estudio.

Cada lección se centra en una habilidad o estratagema. Se pretende que el enfoque de tu sesión de capacitación se encuentre en esa lección, pero debes incorporar y adaptar lo que has aprendido anteriormente, incluidos varios ejercicios de capacitación, cuando corresponda. ¡Todo en la pelea está entrelazado y funciona en conjunto!

Practica todo en ambos lados de tu cuerpo, es decir, desde una posición adelantada de derecha e izquierda. Dedica todo el tiempo que necesites a cada lección. A veces, es posible que desees dedicar una sesión de capacitación completa a una lección y, en otras ocasiones, puedes realizar varias lecciones en una sesión.

Cuando estés aprendiendo algo nuevo, es importante que primero lo hagas lentamente para obtener la técnica correcta. Una vez que tengas la técnica, puedes trabajar en otras cosas, como: la velocidad, la potencia, el uso de la técnica con otros movimientos, etc. Revisa una técnica con regularidad para perfeccionarla.

A continuación, se muestran algunos métodos diferentes para practicar un nuevo movimiento una vez que hayas comprendido bien la técnica correcta. De ninguna manera son las únicas formas. Los métodos de entrenamiento solo se limitan a la imaginación.

- Aumenta la velocidad y la potencia en el aire mientras estás parado.
- Utiliza la técnica con juego de pies o movimientos evasivos*.
- Practica la técnica golpeando algo, como papel, un saco de boxeo o almohadillas de boxeo.
- Practica golpear un objetivo en movimiento, como un compañero que mueve una almohadilla de mano o una pelota ligera que cuelga del techo.
- Practica hacer un movimiento en respuesta a un estímulo (cuando alguien aplaude, por ejemplo).
- Haz que un compañero muestre una almohadilla de boxeo mientras te mueves (bueno para entrenar la percepción y respuesta).
- Haz el movimiento con evasiones, como contraataque, en combinación, etc.
- Incorpora el movimiento en el shadowboxing.
- Haz que una persona ataque mientras la otra defiende.
- Practica el movimiento o estrategia mientras entrenas.

En el espíritu del Jeet Kune Do, encuentra lo que funcione mejor para ti y descarta lo que no. Utiliza tu entrenamiento para experimentar con lo que hayas aprendido. Cuando descubras cosas que funcionan bien, entrénate en ellas con más frecuencia, ya que estas son las cosas que querrás usar en una pelea real.

*Un movimiento evasivo es aquel en el que usas tu cuerpo para alejarte de un ataque. A diferencia de bloquear o evadir, esto no implica ningún contacto. Idealmente, tu maniobra evasiva hará que el ataque falle contra ti lo menos posible y te mantenga dentro del espacio para contraatacar.

Enfrentamiento

El enfrentamiento es lo que puedes hacer más parecido a una pelea real, y se presenta como una lección tan pronto como se hayan cubierto algunos de los conceptos básicos. Una vez que hayas terminado la lección sobre el enfrentamiento, conviértelo en algo habitual. Usa el enfrentamiento para probar lo que hayas aprendido sobre un oponente reactivo. Se recomienda tener algo de tiempo de enfrentamiento en cada sesión de entrenamiento, e incluso es posible que desees tener sesiones completas con solo enfrentamiento.

Condición física

Jeet Kune Do enfatiza la importancia de la salud y el estado físico personal más que muchas otras artes marciales. Se recomienda tener sesiones de entrenamiento separadas dedicadas a mejorar la forma física. El entrenamiento cruzado también te permitirá aprender diferentes habilidades y evitar caídas cuando entrenas.

Saltar la cuerda ya se ha mencionado como una buena actividad física. Incluso tres rondas de salto de 3 minutos con descansos de 30 a 60 segundos entre sí pueden ser un buen entrenamiento.

El enfrentamiento intenso también es bueno para la condición física.

Cosas como: correr, andar en bicicleta, escalar, hacer parkour, nadar, etc., son buenas para estar en forma, y aprenderás o practicarás habilidades que pueden resultar muy útiles. *Acondicionamiento para la supervivencia (Survival Fitness)* de Sam Fury, es una buena fuente de información para entrenar en estas actividades.

www.SFNonFictionbooks.com/Foreign-Language-Books

La mayoría de los deportes en equipo también son excelentes para el acondicionamiento físico, especialmente aquellos que requieren ráfagas cortas de carrera como el fútbol, el baloncesto, etc.

También se debe trabajar en el acondicionamiento muscular. Se puede hacer solo con ejercicios de peso corporal, o tal vez prefieras usar pesas. Si estás trabajando con pesas, recuerda que las pesas pesadas acumularán masa (aumento de volumen), mientras que las pesas más livianas generarán densidad (tallando los músculos).

Para aumentar la resistencia, debes entrenar hasta que estés exhausto. Usa un entrenamiento de estilo fartlek, en el que intercalas ejercicios de intensidad moderada con ráfagas de alta intensidad. Por ejemplo, si vas a trotar 30 minutos, haz un sprint de diez segundos cada dos minutos.

Estiramiento / Enfriamiento

Termina cada sesión de entrenamiento con un tiempo de enfriamiento. Un enfriamiento es una versión ligera de un calentamiento seguido de un estiramiento más profundo. El tiempo de enfriamiento depende de ti. Debe ser al menos el tiempo necesario para que tu frecuencia cardíaca vuelva a la normalidad.

Entrenamiento para la realidad

Es importante que entrenes de la forma en que pelearás, porque lo que hagas en el entrenamiento estará arraigado a tu cuerpo. Si golpeas incorrectamente o sin esfuerzo durante el entrenamiento, entonces esencialmente estarás enseñando a tu cuerpo cómo golpear de una manera menos efectiva o incorrecta. Todo lo que hagas debes hacerlo con un esfuerzo concentrado al 100%. Al golpear una almohadilla o en el aire, imagina a un oponente y a qué parte de él estás apuntando.

Si quieres ser rápido, debes entrenar con movimientos rápidos. Esto no significa que debas esforzarte demasiado y ponerte tenso; eso es incómodo y produce una mala técnica. En cambio, debes estar relajado con movimientos suaves.

Si estás aprendiendo a protegerte, entrena mayormente en las técnicas que son más efectivas. Durante el combate, puedes averiguar qué técnicas funcionan con más frecuencia para ti.

Interiores vs exteriores

Cuando necesites usar cierto equipo o necesites un entorno contro-lado para practicar habilidades técnicas y el clima sea malo, es mejor entrenar en interiores. Para todo lo demás, entrena al aire libre, independientemente del clima. En una pelea real, el tiempo puede ser: caluroso, frío, muy brillante, con niebla, lloviendo, etc. Solo entrenando realmente en estas circunstancias puedes acostum-brarte a ellas.

Capítulos relacionados:

- Desviación
- Ataque por combinación
- Contraataque
- Enfrentamiento

POSICIÓN EN GUARDIA (OGP POR SUS SIGLAS EN INGLÉS)

La posición En Guardia (OGP – On Guard Position) es una postura de combate eficaz que te permite mantener el equilibrio durante el movimiento. Es una postura perfecta desde la que puedes atacar y defenderte sin telegrafiar.

Las posturas amplias que se encuentran en muchas artes marciales tradicionales son buenas para la estabilidad, pero limitan la movilidad y, a menudo, dejan abiertas las áreas objetivo. Una postura estrecha, como las que se usan en el boxeo, es buena para la movilidad, pero carece de estabilidad y deja la ingle y otras áreas bajas de tu oponente abiertas. La posición En Guardia es estable y móvil y está diseñada para proteger todas las áreas de objetivos principales.

Lados adelantado y trasero

Tu lado adelantado (pierna, pie, brazo, mano) es el lado que más pones hacia delante. Tu parte trasera es tu lado que no es dominante.

Cuando adoptas el OGP, tu lado adelantado es el que se encuentra adelantado la mayor parte del tiempo. Como tu brazo y pierna adelantados están más cerca de tu oponente, los usarás para la mayoría de tus golpes. Tener tu lado dominante adelantado significa que la mayoría de tus golpes serán más rápidos y fuertes.

Golpear con tu parte adelantada nunca será tan poderoso como golpear desde la retaguardia porque tendrá menos impulso, pero la ventaja de rapidez que ganas vale la pena. En el entrenamiento, esfuérzate por mejorar la potencia de tu brazo y pierna adelantados.

Aunque tu parte adelantada es principalmente para golpear y tu parte trasera es principalmente para defenderte, no hay reglas estrictas y, a menudo necesitarás defenderte y atacar con cualquier mano.

En el ataque, tu parte adelantada se utiliza mejor para la rapidez y tu parte trasera para la potencia.

Cuando atacas con una mano, debes usar la otra para proteger tu cuerpo o hacer alguna otra maniobra defensiva, como inmovilizar el brazo de tu oponente. También necesitas tener tu mano defensiva lista para lanzar un golpe de seguimiento.

Aunque tu lado dominante es tu adelantado principal y el que debes usar de forma predeterminada en situaciones reales, entrena en ambos lados, turnándote entre las partes adelantadas de izquierda y derecha. Esto asegurará el equilibrio corporal y también te preparará en caso de que no puedas usar tu lado dominante como adelantado debido a una lesión u otra circunstancia.

Estas imágenes son de una parte adelantada derecha.

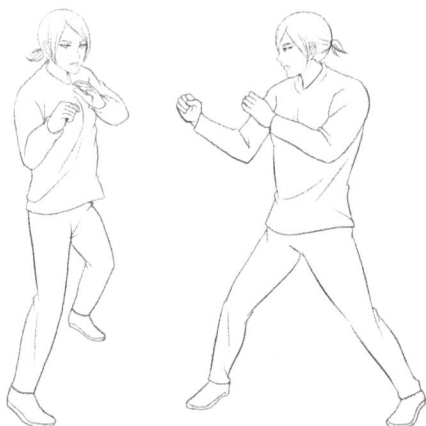

Partes adelantadas emparejadas y desemparejadas

Cuando tanto tú como tu oponente tienen la misma parte adelantada, esto se denomina parte adelantada emparejada. Si tienen diferentes partes adelantadas, esto se llama una parte adelantada desemparejada.

Si tienes un oponente con una parte adelantada desemparejada, coloca tu pie adelantado ligeramente hacia el exterior del pie adelantado de tu oponente. Esto lo pone fuera de su guardia, lo que te da más tiempo para reaccionar a sus movimientos. También te mantiene alejado del brazo y la pierna traseros de tu oponente.

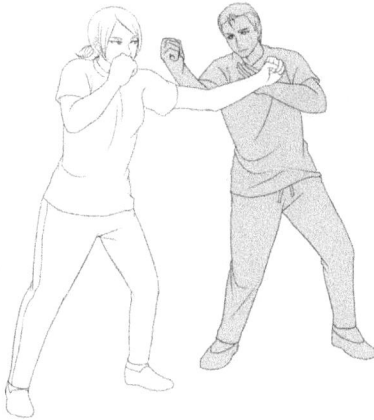

Parte inferior del cuerpo

El OGP es una posición semi-agachada.

Párate naturalmente con los pies separados a la altura de los hombros, luego da un paso natural hacia delante con tu pie dominante. Si es necesario, ajusta tus pies para que estén un poco más separados que el ancho de los hombros. Mantén las rodillas ligeramente flexionadas. Tus rodillas y codos nunca deben estar rectos cuando estás peleando.

Mantén la rodilla delantera bastante recta y gírala ligeramente hacia dentro para proteger tu ingle. Para que tus pies permanezcan ligeros, el talón adelantado solo tiene un ligero contacto con el suelo.

Tu torso debe formar una línea recta con tu pierna adelantada. La posición de tu pie adelantado determinará la estructura de tu torso. Lo que hagas depende de tu intención. Si tu pie adelantado está hacia dentro, esto te dará un perfil más estrecho, lo cual es bueno para la defensa. Algunos ataques requerirán un perfil más amplio, por lo que deberás girar el pie hacia fuera. En una postura neutral, coloca el pie adelantado en un ángulo de 25 ° a 30 °.

Coloca tu pie trasero en un ángulo de 45° a 50°, con el talón levantado.

El talón levantado mejora la movilidad. Te permitirá cambiar tu peso cuando estés avanzando, así como también ceder cuando esté defendiendo.

Coloca tus pies directamente debajo de tu cuerpo. Cuando estás en una posición neutral (ni atacando ni defendiendo), tu peso debe distribuirse uniformemente sobre ambas piernas, o un poco más sobre tu pie adelantado.

Para poner más peso en la parte adelantada, simplemente dobla un poco más la rodilla adelantada.

Parte superior del cuerpo

Mantén el hombro adelantado ligeramente elevado, con la barbilla ligeramente baja para protegerlo. Tu barbilla y tu hombro adelantado deben encontrarse aproximadamente a la mitad.

Usa tus manos para ayudar a proteger tu rostro e ingle. Mantén tu mano adelantada justo por debajo de la altura de los hombros y la mano trasera aproximadamente a la altura del pecho, a unas cinco pulgadas de tu cuerpo.

Mantén los codos cerca de tu cuerpo para proteger tu torso. Deben permanecer relajados pero resistentes; puedes moverlos de lado a lado si es necesario, pero debes poder resistir un ataque sin que colapsen hacia tu cuerpo.

Mantén tu cabeza móvil para evadir golpes. Cuando luches de cerca, puedes doblar el costado de la barbilla hacia el hombro para mayor protección. En defensa extrema, mete la punta de tu barbilla hacia tu hombro.

Mantén la espalda relajada y contrae parcialmente los músculos de tu estómago.

El OGP es una postura no rígida. Mantente relajado en posición, con las manos y el cuerpo en constante movimiento ligero, mientras mantienes el cuerpo en protección. Los movimientos curvos son más eficientes de energía que las líneas rectas (si tienes que cambiar de dirección repentinamente, por ejemplo), pero no te excedas y no cambies innecesariamente tu peso de un pie al otro.

Es posible que debas aprender a mantener el cuerpo relajado. Haz esto de manera consciente hasta que empieces a sentirlo de forma natural, a voluntad. Entonces podrás inducir esta actitud en entornos tensos.

Las instrucciones anteriores describen cómo adoptar el OGP en general. Sin embargo, todo depende de la situación a la que te enfrentes.

Revisa tu OGP en el espejo para asegurarte de que estás relajado, sin aberturas. Al practicar diferentes técnicas ejecútalas desde el OGP y regresa al OGP lo antes posible. Al investigar el uso de técnicas de otras fuentes, usa aquellas que conduzcan a la OGP.

Capítulos relacionados:

- Áreas objetivo
- Codos y rodillas

EQUILIBRIO

El equilibrio es extremadamente importante en la pelea, tanto físicamente como en actitud. Sin la capacidad de mantener el equilibrio, no podrás atacar ni defenderte de forma eficaz.

Equilibrio físico

El equilibrio físico debe lograrse mientras estás en movimiento. Mantener el equilibrio cuando estás parado está bien, pero un combatiente no debe estar quieto.

El equilibrio se mantiene controlando tu centro de gravedad, que cambia constantemente según tus movimientos. La posición correcta de tu cuerpo, como el OGP, y el juego de pies adecuado asegurarán esto.

Mantén los pies directamente debajo de tu cuerpo y no los cruces.

Puedes sintonizarte con tu cuerpo cuando te encuentras en los estados de equilibrio y relajación. Coloca tu cuerpo en posiciones equilibradas y no equilibradas, y observa conscientemente cómo te sientes. Avanza, retrocede y muévete de lado a lado.

Encuentra oportunidades para mejorar tu equilibrio durante tu vida diaria. Párate en un pie mientras te pones los zapatos, por ejemplo.

Equilibrio de actitud

El equilibrio de actitud es mantener una ecuanimidad emocional.

Actuar en estados emocionales extremos, como la ira, solo obstaculizará tu capacidad. Tener y mostrar intensidad mientras peleas es algo bueno, pero actuar sin pensar, a menos que hayas entrenado tu cuerpo para hacerlo (como cuando estás bloqueando un golpe), no lo es. La energía debe canalizarse correctamente.

Mantente en un estado de confianza y humildad.

La confianza te dará la actitud ganadora, pero subestimar a cualquier oponente no es prudente. Trata a todos los oponentes como si estuvieran bien entrenados, desde el primer golpe hasta el último.

Aprende a calmarte en momentos de estrés.

Capítulos relacionados:

- Posición en guardia

PISO Y DISTANCIA

Distancia

El control de la distancia es muy importante en la pelea.

Es un esfuerzo constante conseguir la mejor distancia para ti. Quieres que tu oponente calcule mal la distancia para que puedas lanzar tus golpes mientras evades los suyos.

Distancia de pelea

La distancia de pelea es la distancia que mantienes de tu oponente.

Lo ideal es que quieres que no te puedan golpear a menos que tu oponente se abalance sobre ti. Esto te da tiempo para reaccionar ante sus acciones. Al mismo tiempo, no querrás estar tan lejos que no puedas atacar. Quieres estar justo fuera de su alcance, de modo que, si lanza un simple puñetazo no te alcanzará, pero podrás alcanzarlo con un pequeño paso hacia delante.

La distancia de pelea exacta es diferente para cada persona y cambia según tu oponente. Debes tener en cuenta tu alcance, rapidez, tiempo de reacción, etc. en relación con los de él. También debes considerar las áreas objetivo a las que más apunta tu oponente.

Juego de piernas

La distancia se controla principalmente con el juego de pies.

El juego de pies te permite evadir los ataques de un oponente, mientras aumentas el poder y la velocidad de los tuyos. Todas las técnicas requieren una base de un buen juego de pies para ser efectivas.

Mantén tus pasos elásticos, suaves (no brinques ni arrastres los pies) y pequeños, incluso cuando cubras grandes distancias. Usa las puntas de tus pies para deslizarte por el suelo.

Dos pasos medianos son mejores que uno grande. Esto te ayudará a mantener el equilibrio y también te permitirá detenerte o cambiar de dirección rápidamente. Como ocurre con todo en JKD, hay excepciones a la regla y lo que hagas depende de la situación.

Al entrenar, experimenta usando todas las técnicas con todo tipo de juego de pies. Avanzar, retroceder, dar vueltas, etc., antes, mientras y después de cada técnica. Prueba lo que funcione mejor para ti y luego entrena en esas cosas con regularidad.

Mueve los pies sobre sus puntas entre cada maniobra. Esto no es bailar de puntillas como si estuvieras presumiendo como boxeador. Eso solo te cansará. Más bien, estás simulando el hecho de que, en una pelea real, tendrás que seguir moviéndote para evitar ser golpeado. Estar en constante movimiento también permite que te muevas más rápido cuando sea necesario.

Permanecer en un lugar durante demasiado tiempo es peligroso. Cambia continuamente la distancia usando una variedad de longitudes, velocidades y ángulos en tus pasos. Esto también te ayudará a confundir a tu oponente para que calcule mal su propia distancia.

La variedad es importante en todos los aspectos de la lucha. No querrás establecer un patrón que tu oponente pueda aprovechar.

Capítulos relacionados:

- Áreas objetivo

MOVIMIENTO ALEATORIO

El movimiento aleatorio se usa para moverte hacia delante (avanzar) o moverte hacia atrás (retroceder) rápidamente para emplear un ataque o evitarlo.

Avanzar con movimientos aleatorios

Desde la posición En Guardia, mueve el pie delantero hacia delante aproximadamente medio paso, luego desliza el pie trasero hacia arriba para tomar la posición original de tu pie delantero. Repite este movimiento para avanzar más.

Durante todo el movimiento, asegúrate de mantener la guardia alta y de que tus rodillas estén ligeramente flexionadas y relajadas. Deslízate sobre las puntas de los pies con el peso distribuido lo más uniformemente posible sobre las piernas. Cuando avanzas con tu pie adelantado, tu peso caerá sobre ese pie, pero solo por un tiempo muy corto.

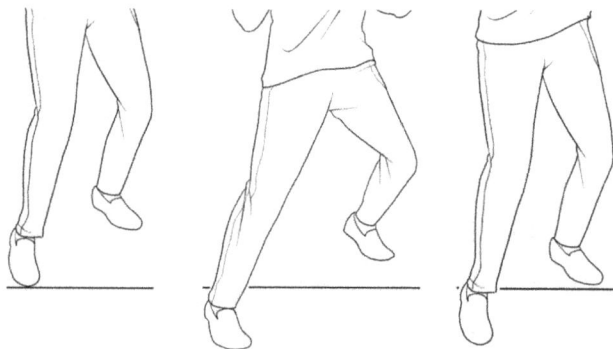

Retirada con movimientos aleatorios

La retirada con movimientos aleatorios es lo opuesto a avanzar con movimientos aleatorios. En este movimiento, tu pie trasero retrocede aproximadamente medio paso y tu pie delantero toma la posición original de tu pie trasero.

Mientras deslizas el pie delantero hacia atrás, tu peso cambiará momentáneamente a tu pie trasero estacionario. Mantén el talón trasero levantado. Repite este movimiento para retroceder más.

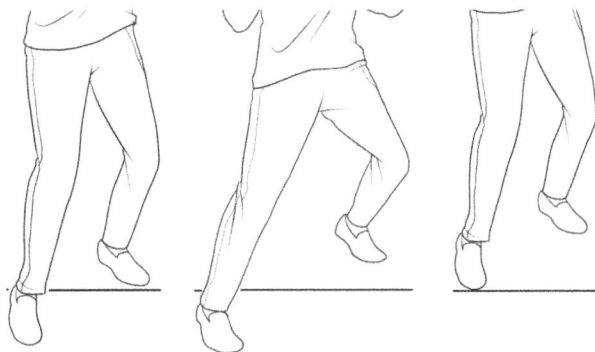

Al igual que con todas las técnicas, cuando practiques el movimiento aleatorio, comienza lentamente hasta que te sientas seguro de que mantienes un equilibrio perfecto. Agrega velocidad cuando estés listo. Practica en ambos lados (es decir, con adelantos a la izquierda y a la derecha). Cuando te sientas seguro con pasos simples, haz pasos dobles y triples.

Movimiento aleatorio en un estímulo

Se puede utilizar un estímulo de ruido, como un aplauso, para inducir una reacción. Necesitas que alguien haga ruido.

Un aplauso (o lo que sea) es un movimiento, ya sea hacia delante o hacia atrás. Los movimientos hacia delante y hacia atrás se alternan. Dos palmadas significan que debes hacer dos movimientos: uno hacia delante y otro hacia atrás). Este ejercicio también se puede aplicar a movimientos dobles o cualquier cosa que se te ocurra (golpes, por ejemplo).

PUÑETAZO DIRECTO ADELANTADO

El puñetazo directo adelantado es una técnica fundamental de JKD y muchas lecciones muy importantes se derivan de ella. Ha sido diseñado para ser rápido, preciso, potente y extremadamente práctico.

Eventualmente, querrás poder lanzar el golpe directo (adelantado o trasero) desde cualquier posición en la que se encuentre tu mano, en un momento dado y sin telegrafiar tu intención.

Formar un puño

Saber cómo formar un puño adecuado es esencial para golpear sin lastimarte.

Extiende tu mano plana, con los dedos juntos y el pulgar hacia arriba.

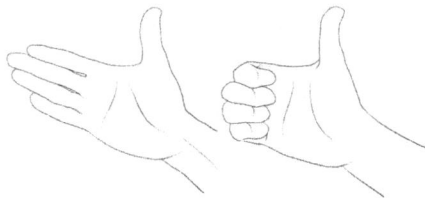

Rueda los dedos hacia la palma y luego lleva el pulgar hacia abajo sobre los dedos.

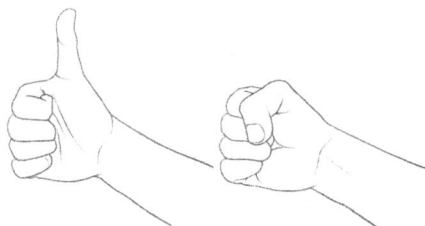

Acondicionar tus nudillos fortalecerá tus golpes y ayudará a prevenir lesiones en el futuro. Hacer flexiones con los puños es una buena forma de empezar. Hazlo con los nudillos de tus dos dedos más pequeños haciendo contacto con el suelo y con las palmas una frente a la otra. Este ejercicio tiene los beneficios adicionales de acondicionar tus músculos y asegura que tus muñecas estén alineadas correctamente con tus antebrazos.

Lanzamiento del golpe directo adelantado

Párate relajado en el OGP. Durante el lanzamiento del puñetazo, mantén la mano trasera levantada y lista para la defensa o el contraataque.

Usa todo tu cuerpo para generar energía.

El poder surge del suelo y a través de las caderas, con un giro en la parte anterior del pie. Mueve tu mano directamente frente a tu nariz, moviéndote desde el centro de tu cuerpo.

Para evitar telegrafiar, empieza con mover la mano.

Idealmente, el punto de contacto del directo adelantado estará en línea con la superficie de tu hombro. Si tu objetivo es más bajo o alto que esta altura, ajusta la altura de la línea de tus hombros para que coincida. Agáchate o párate sobre las puntas de los pies, según corresponda.

Mantén tu codo dentro y cerca de tu cuerpo. Esto ayuda con la protección y también minimiza telegrafiar.

Al igual que con todos los golpes de mano, mueve tu peso ligeramente sobre tu pierna delantera. Esto aumenta la potencia y la rapidez.

Cuando tu golpe haga contacto, mueve la muñeca y aprieta la mano en un puño vertical, con el pulgar hacia arriba y los nudillos apuntando hacia tu objetivo. Tu puño debe estar alineado con tu antebrazo y no doblado hacia abajo en la muñeca.

Cuando lances tu puño adelantado, lleva la mano trasera de repente hacia tu cuerpo. Los tres nudillos inferiores deben hacer contacto mientras golpeas a tu objetivo.

Es importante que todos los golpes terminen con un chasquido unos centímetros detrás de tu objetivo. En un instante, estás golpeando a tu oponente, no empujando.

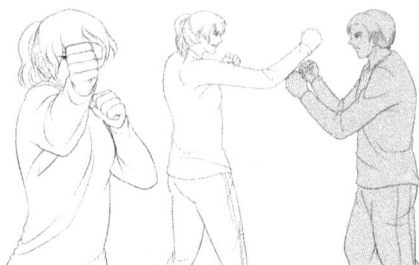

El pivote de las caderas, el chasquido hacia atrás de la mano trasera y otros movimientos corporales ayudan a aumentar la potencia del directo adelantado, pero también ayudan a telegrafiar el golpe. Contra un oponente rápido, es posible que tengas que sacrificar algo de poder para aumentar la velocidad del golpe.

Permite que tu brazo regrese naturalmente al OGP. Es probable que tenga una forma elíptica, pero puede ser directo hacia atrás, dependiendo de tu postura. Lo importante es no dejarlo caer y dejar una abertura.

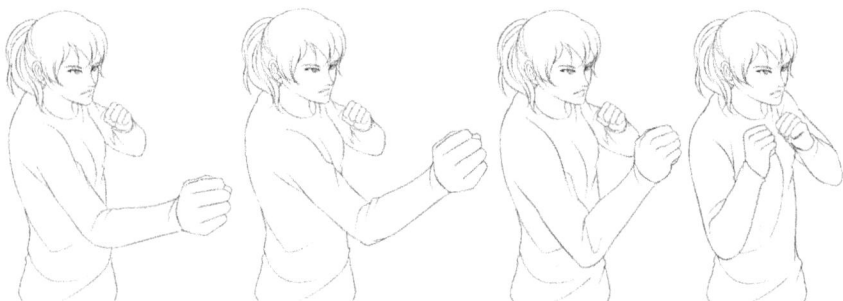

El golpe completo es un movimiento continuo.

Mantén tu cuerpo erguido y equilibrado durante todo el movimiento. Inclinarse hacia atrás negará la potencia. Si te inclinas hacia atrás mientras peleas para evitar ser golpeado, asegúrate de reposicionar tu cuerpo antes de golpear.

Inclinarte demasiado hacia delante hará que pierdas el equilibrio. Debes estar comprometido con tu ataque, pero no llegar tan lejos que tu equilibrio se vea comprometido. Extenderse por lo general es el resultado de estar demasiado lejos de tu objetivo. Usa tu juego de pies para acortar la distancia, no la inclinación de su cuerpo. Esto se aplica a todos los golpes.

Tratar de poner demasiado peso corporal detrás del golpe, también reducirá la potencia. Esto convertirá el puñetazo en un empujón, lo que puede hacer retroceder a tu oponente, pero no tendrá el mismo impacto devastador que un puñetazo estilo látigo.

Nunca inicies un golpe con un pie levantado del suelo.

En relación con el alcance, se puede utilizar una recta de avance corta o larga. La extensión en el alcance se realiza extendiendo el hombro hacia el golpe. Usa todo tu alcance siempre que sea posible.

Desarrollo de la relajación

Estar relajado es muy importante para producir velocidad y potencia. Un ejercicio simple para desarrollar un brazo relajado es hacer que alguien mantenga tu brazo en posición. Dale todo el peso de tu brazo. Aumenta gradualmente la tensión hasta que tengas la suficiente para levantar el brazo. Observa lo relajado que está tu brazo. Así de relajado debe estar antes de iniciar un golpe.

Círculos concurrentes y superpuestos

Al golpear, la potencia viene en forma de una serie de movimientos circulares. Para usar todo tu cuerpo para generar energía, solo necesitas imaginar una fuerza centrípeta (una fuerza que hace que un cuerpo siga un camino curvo), que fluye a través de tu cuerpo desde el suelo hacia arriba.

Tu primer movimiento comienza con el giro de tu tobillo trasero. Esto pone el cuerpo en movimiento.

El siguiente círculo está en la rodilla adelantada, seguido de la cintura, luego el hombro adelantado, luego el brazo adelantado y finalmente, la muñeca adelantada.

Todos estos círculos ocurren casi instantáneamente y con una velocidad creciente de uno a otro. Tu puñetazo llega a su destino antes de que se detenga el primer círculo, y el último movimiento de tu muñeca es el más rápido.

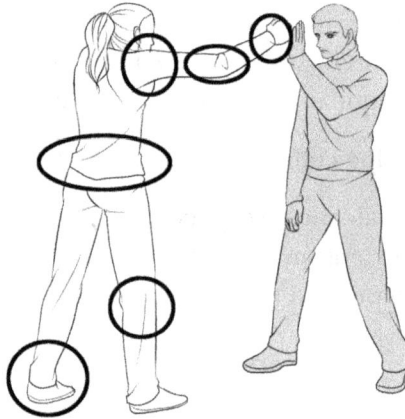

Uso de tus caderas

Aprender a usar las caderas correctamente te ayudará a desarrollar potencia en tus golpes.

Cuelga del techo una hoja de papel de tamaño A4 de modo que quede a la altura de tu pecho. Párate a unos veinte centímetros de distancia con ambos pies paralelos. Coloca las manos frente a tu pecho y deja que los codos cuelguen relajados. Mantén tus ojos en el objetivo mientras giras en el sentido de las agujas del reloj sobre la punta de tus pies. Termina en un ángulo de 90 ° hacia el papel, mirando hacia tu derecha. Al girar, cambia el peso de tu cuerpo a la pierna izquierda.

Ahora gira en sentido antihorario, de modo que termines mirando a tu izquierda. Esta vez, comienza a girar las caderas en un movimiento repentino en el sentido de las agujas del reloj cuando giras. Tus hombros rotarán automáticamente después de tus caderas y tu peso se desplazará sobre cada pierna según sea necesario. Es importante que tus hombros sigan tus caderas, y no al revés. Son tus caderas las que dan impulso para el giro.

A medida que tu cuerpo gira, levanta el codo para golpear al objetivo. Haz esto de izquierda a derecha. Cuando te sientas cómodo con el movimiento, reemplaza el codo con los puños.

Cuando estés listo, practica esto desde una posición adelantada hacia la izquierda. Gira tu cuerpo en el sentido de las agujas del reloj para que tus hombros estén en línea con el objetivo y tu peso esté principalmente sobre tu pie trasero. Inicia un movimiento en sentido antihorario con las caderas y gira sobre las puntas de tus pies. Tu talón trasero debe elevarse y tu peso desplazarse hacia delante, mientras lanzas un puñetazo con la mano derecha. Tu cuerpo debería terminar enfrentando al objetivo.

Finalmente, practica este movimiento de cadera desde un OGP derecho adelantado para lanzar un golpe directo adelantado. Avanza del papel a objetivos más duros como un saco de boxeo.

Producir el «chasquido»

Puedes desarrollar la rapidez, la potencia y el chasquido en tus golpes si sostienes un peso cilíndrico en tu mano mientras golpeas. Cuando estés relajado, el peso hará que el golpe retroceda automáticamente.

Cuando no tengas las pesas, imagina que todavía las estás sosteniendo y seguirás golpeando con la misma pesadez.

Puedes hacer pruebas de tu chasquido (y mejorarlo), encendiendo una vela y tratando de apagarla con la brisa creada por tu golpe.

Esta pesadez es energía fluida, también conocida como chi, y se puede aplicar en todos los movimientos. El concepto de chi se explora más en el capítulo de Chi Sao.

Agregar movimiento al directo adelantado

Estar quieto y practicar un golpe en un objetivo estacionario o imaginario es bueno para desarrollar la técnica, pero en una pelea real tu oponente no estará quieto, y si tú lo estás, recibirás un golpe.

Al lanzar el directo adelantado, debes proteger constantemente tu cabeza del ataque. Varía tu posición y mantén la mano trasera levantada. La variedad debe ser la clave de todo lo que haces. Mantén a tu oponente adivinando.

Hacer el avance de movimiento aleatorio con un golpe directo adelantado es extremadamente útil para cerrar el terreno para el ataque y también aumentará la potencia de tu golpe.

En todos los golpes con la mano, mueve la mano antes del pie (en todas las técnicas de pie, mueve el pie primero).

Para empezar, mantén la cabeza recta y muévela según sea necesario de acuerdo con la situación.

Inicia el puñetazo, luego avanza arrastrando los pies. Mueve tu mano primero, pero asegúrate de que tu pierna la siga muy de cerca. Los dos movimientos deberían ocurrir casi al mismo tiempo. Para un observador parecerán simultáneos.

Tu puñetazo debe dar en el blanco antes de que tu pie aterrice en el suelo. De lo contrario, toda la potencia irá al suelo en lugar de a tu golpe.

Al avanzar con cualquier golpe, haz un movimiento coordinado.

Un golpe realizado mientras estás retrocediendo perderá una gran cantidad de potencia. Si deseas que el golpe sea efectivo, debes detener rápidamente tu movimiento hacia atrás y mover tu peso ligeramente hacia delante para realizar el golpe ofensivo antes de continuar tu retirada.

Capítulos relacionados:

- Posición en guardia
- Chi Sao
- Movimiento aleatorio

ÁREAS OBJETIVO

Al pelear, es preferible golpear a tu oponente en los lugares que terminarán la pelea más rápido.

Al considerar los objetivos, elige los que tu oponente deje abiertos y los que estén más cerca de ti. Usa tu arma más larga para alcanzar el objetivo vulnerable más cercano.

Los dos objetivos principales en la lucha son: los ojos y la ingle. Hay otras áreas objetivo preferidas que se presentan en el siguiente diagrama.

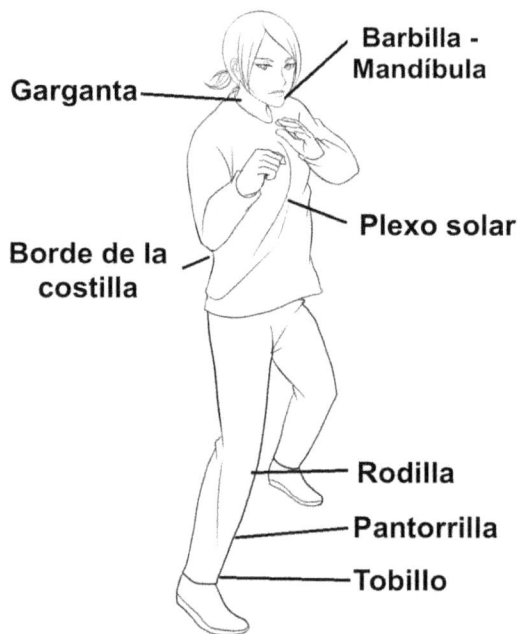

Barbilla - Mandíbula

Garganta

Plexo solar

Borde de la costilla

Rodilla

Pantorrilla

Tobillo

Esto no significa que no puedas o que no debas apuntar a otros lugares. Habrá muchas ocasiones en que estos objetivos puedan ser difíciles de alcanzar o poco prácticos para apuntar.

Al entrenar, ya sea golpeando una almohadilla, en el aire, etc., siempre imagina un área objetivo. En el enfrentamiento, sé exacto sobre dónde estás golpeando.

Capítulos relacionados:

- Enfrentamiento

DESLIZAMIENTO

El deslizamiento es una técnica evasiva que se utiliza contra un golpe directo (gancho, en cruz, directo adelantado, etc.), que te permite evadir un golpe, permanecer en el rango del golpe y tener ambas manos libres para contraatacar.

Idealmente, querrás que el ataque de tu oponente le falle por la menor distancia posible. El tiempo y el juicio espacial son los factores clave aquí.

La idea básica es girar el hombro y el cuerpo hacia un lado, de modo que el golpe pase por encima de tu hombro. Quieres terminar cerca del codo de tu oponente. Este es el momento perfecto para contraatacar con un golpe propio.

Suponiendo que estás en un OGP adelantado derecho y deseas deslizar el golpe sobre tu hombro derecho, simplemente gira el talón derecho en sentido antihorario. Mientras haces esto, cambia tu peso a la pierna trasera, dobla la rodilla trasera y gira el hombro en la misma dirección que el talón.

Deslizarse fuera del puñetazo para estar fuera de la guardia de tu oponente (imagen de la izquierda) es más seguro, pero deslizarse hacia dentro (imagen de la derecha) también puede ser útil.

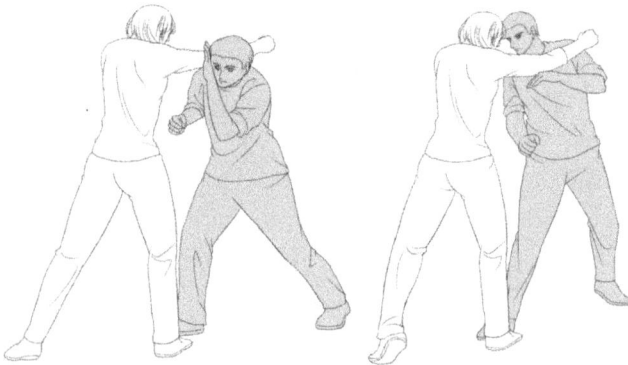

Para practicar el deslizamiento, párate en el OGP, pero con las manos detrás de la espalda. Haz que tu compañero lance golpes rectos para que te deslices. Empieza lentamente y deja el golpe extendido para que puedas juzgar dónde te encuentras. A medida que aumenta tu confianza o habilidad, aumenta tu rapidez y retrae el golpe.

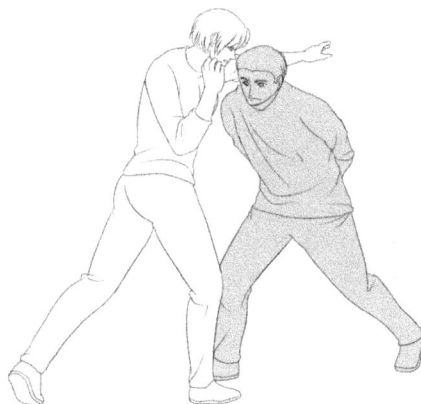

Capítulos relacionados:

- Gancho adelantado
- Puñetazo trasero directo
- Puñetazo directo adelantado
- Contraataque
- Sincronización
- Posición en guardia

DESVIACIÓN

La desviación es un movimiento rápido de la mano que se usa para desviar y alejar los golpes. Se prefiere al bloqueo que usa la fuerza para detener un golpe.

Al desviar, la sincronización y la economía de movimiento, no la fuerza, son los puntos más importantes.

Desvía solo cuando sea necesario y en el último momento posible. Solo muévete tanto como sea necesario para desviar un golpe o crear aberturas para contraataques.

Las desviaciones no son tu primera línea de defensa (se prefieren la evasión y el juego de pies), pero se usan a menudo en una pelea.

Hay cuatro movimientos de desviación básicos. En todos ellos, tu codo permanece relativamente fijo, mientras usas tu mano y brazo para hacer el movimiento. La mayoría de las veces desviarás con la mano trasera, lo que dejará tu adelanto libre para contraatacar.

Al desviar sin contraataque, puedes desplazar tu peso ligeramente sobre tu pierna trasera. Esto aumentará la distancia, lo que a su vez te dará más tiempo para reaccionar. Al desviar y contrarrestar simultáneamente, tu peso se desplazará hacia delante.

Desvío alto interior

El desvío alto interior es probablemente el más utilizado, ya que la mayoría de los ataques son puñetazos en la cara. Aleja en ángulo el ataque.

Suponiendo que estás en un OGP adelantado derecho, responde al golpe con la mano trasera, girando ligeramente la muñeca en sentido contrario a las agujas del reloj.

La siguiente imagen muestra el desvío como sería si todo fuera perfectamente simétrico, pero en una pelea real, este raramente será el caso. También muestra el contraataque simultáneo de una directa adelantada.

Aprieta el puño contra una patada u otros golpes fuertes. Esto se puede aplicar a todos los desvíos.

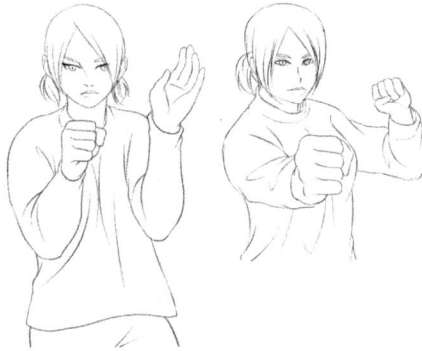

Desvío bajo interior

El desvío bajo interior se puede utilizar contra un ataque tan bajo como la ingle.

Suponiendo que estás en un OGP adelantado a la derecha, haz un movimiento semicircular, en el sentido de las agujas del reloj, hacia abajo con la mano trasera.

Al contraatacar al mismo tiempo, cambia tu peso a tu pierna adelantada mientras haces el desvío, dobla un poco la rodilla y contraataca con la mano adelantada.

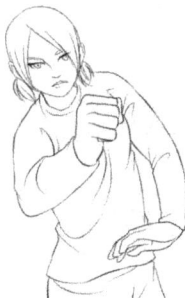

Desvío alto exterior

Mientras que el desvío alto interior desvía el ataque, un desvío alto exterior es más como una bofetada. Desvía el ataque hacia el lado opuesto de tu cuerpo, es decir, tu mano cruza tu cuerpo.

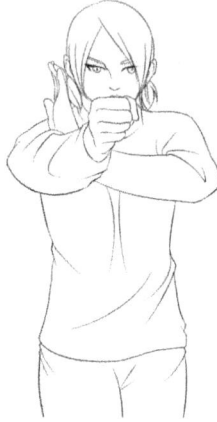

Desvío bajo exterior

El desvío bajo exterior desvía un golpe hacia abajo, al igual que lo hace el desvío bajo interior, pero cruza sobre tu cuerpo. Es útil contra una patada a nivel medio.

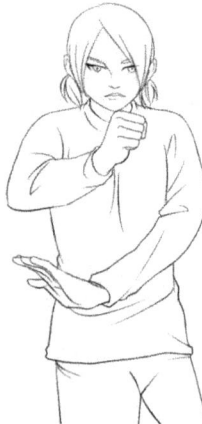

Cuando te enfrentes a un oponente rápido, es posible que debas retroceder cuando esquivas el ataque. No te recuestes hacia atrás. Usa tu juego de pies.

Tu pie trasero debe moverse antes del ataque y el desvío debe realizarse mientras tu pie trasero está en movimiento, no antes de que comiences a moverlo o después de que haya aterrizado.

Qué tan lejos retrocedas depende de los movimientos de tu oponente. Idealmente, deseas mantener la medida de combate para poder contraatacar. Sin embargo, es mejor ir demasiado atrás que no lo suficiente.

Deslizamiento y desvío

A menudo se usa un desvío alto con un deslizamiento. En este caso, el deslizamiento es la principal maniobra defensiva, mientras que el desvío es más como un respaldo. La imagen muestra el deslizamiento hacia fuera, pero también se puede hacer deslizándose hacia dentro y con desvíos internos o externos.

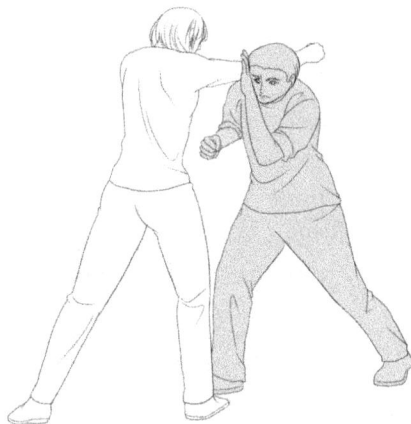

Varía siempre tus desvíos, incluso contra los mismos ataques. Para entrenar tus reflejos de desvío, haz que un compañero lance una combinación de ataques directos: alto, bajo, izquierdo y derecho. Desvía según corresponda.

Variaciones de desvío

Aunque solo hay cuatro tipos básicos de desvíos, como todo en JKD, también hay variaciones. Experimenta la manera en que los aplicas o varía para que puedas encontrar lo que funcione mejor para ti.

Desvío semicircular

El desvío semicircular se usa cuando tienes que desviar un ataque realizado en la línea opuesta a la que está tu mano, ya sea alto o bajo. Por ejemplo, si tu mano trasera se mantiene alta, como en el OGP estándar, pero tu oponente ataca tu estómago, y por alguna razón no puedes o no quieres usar tu adelanto para desviar, entonces tu mano trasera debe bajar. Usa un movimiento de semi-círculo para bajarla.

Desvío circular

El desvío circular no es tan rápido como los desvíos básicos, pero protege un área más grande y es más difícil evadirlo. Justo antes de que el ataque de tu oponente llegue a su destino, encuéntralo con tu mano.

Envuelve la muñeca de tu oponente para desviarlo de su objetivo y luego continúa haciendo un círculo completo, de modo que su mano regrese al lugar donde hiciste contacto con ella por primera vez. Si el ataque es alto, tu desvío circular se encontrará con la mano de tu oponente desde abajo. Si el ataque es bajo, lo encontrarás desde arriba.

Capítulos relacionados:

- Sincronización
- Posición en guardia
- Contraataque
- Deslizamiento

CONTRAATAQUE

Un contraataque es cuando atacas a tu oponente como respuesta a su ataque fallido, generalmente debido a tu acto defensivo.

Cuando el ataque de tu oponente falla, necesita tiempo para recuperarse. Cuando contraatacas, aprovechas este tiempo de recuperación. Tienes más posibilidades de acertar el golpe que si hubieras iniciado el primer golpe.

Hay muchas formas posibles de contraatacar cada adelanto. Experimenta y selecciona lo que funcione mejor para ti en diferentes situaciones. Durante el entrenamiento, ejercita (repite) los contraataques que selecciones, para que se vuelvan instintivos.

Puedes desviar y luego contraatacar como dos movimientos separados (o más si desvías varios golpes), pero es mucho más efectivo contraatacar inmediatamente o incluso al mismo tiempo que tu acción defensiva. Puede que sea necesario dar un paso adelante.

El contraataque que sigue a un desvío se llama respuesta. Cuanto más cerca del desvío esté tu respuesta en el tiempo, mejor. Preferiblemente, debe ser al mismo tiempo o incluso un poco antes del desvío.

Suponiendo que has esperado hasta el último momento posible para hacer el desvío, tu respuesta se producirá justo cuando finalice el ataque de tu oponente y antes de que pueda cambiar a la defensa. Esto se conoce como un ataque al finalizar.

Si tu oponente arremete contra ti para atacar, lo atraparás durante la embestida o durante su recuperación. De cualquier manera, tu oponente no podrá mover sus pies durante este tiempo, lo que significa que no podrá alejarse de tu golpe.

Cada vez que surja la oportunidad de contraatacar, aprovéchala.

Es preferible un resbalón y contraataque a un desvío y contraataque porque te permitirá golpear más fuerte.

Después de un contraataque exitoso, debes continuar atacando a tu oponente hasta que caiga o se defienda. No lo dejes descansar.

Estas imágenes muestran un deslizamiento y un contraataque, y los desvíos son un respaldo del deslizamiento.

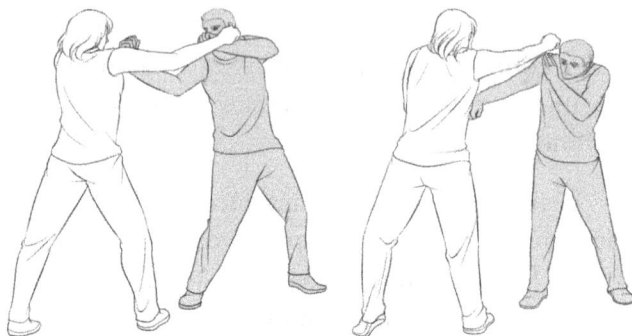

Este capítulo ha cubierto los conceptos básicos del contraataque. El contraataque es en realidad una acción muy avanzada y se revisará en capítulos posteriores según corresponda.

Capítulos relacionados:

- Desviación

PASO A UN LADO

El paso lateral te permite salir de la línea de un ataque directo, mientras te mantienes dentro del alcance para atacar. Eso no significa que tengas que esperar hasta que tu oponente ataque antes de usarlo.

Si lo estás usando para evitar un golpe, debes moverte rápidamente, justo antes de que aterrice el golpe de tu oponente. Solo muévete lo suficiente para evitar el golpe. Ten cuidado con el seguimiento de tu oponente. No importa si vas por la derecha o por la izquierda. Independientemente de la forma en que te muevas, ese es el pie que debes mover primero. Si te mueves a la derecha, por ejemplo, mueve primero el pie derecho.

Cuando luches contra alguien con un adelanto izquierdo, da un paso lateral hacia la derecha con más frecuencia, lejos de su mano trasera. Cuando luches contra alguien con un lado de adelanto derecho, da un paso mayormente a tu izquierda. A veces puedes ir en contra de esta regla para confundir a tu oponente.

Dar un paso lateral a la derecha

Para demostrarlo, asumiremos una posición de liderazgo correcta.

Inclínate ligeramente hacia la derecha justo antes de mover el pie derecho unos 45 cm (18 pulgadas) hacia la derecha y ligeramente hacia delante al mismo tiempo. Cambia tu peso a tu pierna derecha momentáneamente, mientras mueves tu pie izquierdo para volver a adoptar el OGP. Como todo juego de pies, este debe ser un movimiento suave.

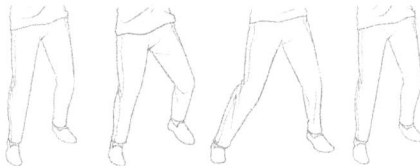

Dar un paso hacia la izquierda

Para moverte de derecha a izquierda, haz lo mismo, pero primero mueve el pie izquierdo.

Ejercicio de reflejar el juego de pies

Este sencillo ejercicio ayuda a desarrollar tu juego de pies, así como tu conciencia visual y velocidad de reacción.

Adopta la distancia de pelea con tu pareja. Uno de ustedes es el líder. La idea es reflejar el juego de pies del líder. Si tu compañero es el líder, entonces cuando él o ella se mueven hacia delante, te mueves hacia atrás, o si tu compañero se mueve hacia su derecha, tú te mueves hacia tu izquierda, de modo que te quedas frente a él o ella.

Capítulos relacionados:

- Posición en guardia

PASOS RÁPIDOS

Los pasos rápidos se utilizan para cubrir con rapidez una distancia, generalmente de dos metros y medio o más. Esto se hace con varios pasos.

Avance rápido

Con la pierna adelantada, da un pequeño paso de aproximadamente 8 cm (3 pulgadas) hacia delante.

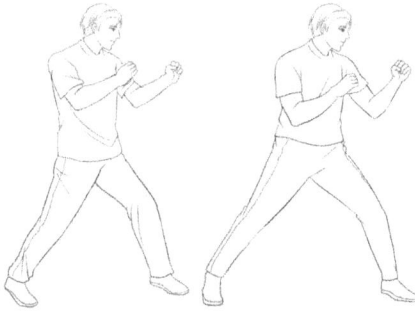

Mueve inmediatamente tu pie trasero para tomar el lugar original de tu adelanto. A medida que tu pie trasero se acerque a tu dominante o adelantado, desliza tu pie dominante hacia delante. Esto debería suceder con un movimiento suave.

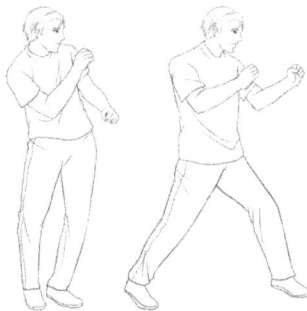

Para tu próximo paso, haz lo mismo, pero no des el pequeño paso inicial con tu pie adelantado. Los pasos se realizan a una distancia normal de caminata.

El paso corto inicial te permite moverte de manera uniforme. Sin él, el pie trasero haría la mayor parte del trabajo.

Cuando termines de dar pasos, adopta el OGP.

Retirada rápida

La retirada rápida es el avance rápido en reversa, excepto que no se realiza el pequeño paso inicial. Comienza la retirada rápida moviendo el pie adelantado hacia atrás. Tan pronto como comiences a mover el pie adelantado hacia atrás, empieza a mover también el pie trasero, de modo que esté fuera del camino antes de que el adelantado ocupe su lugar.

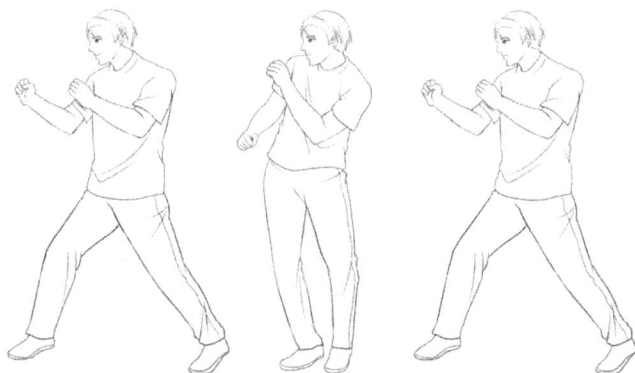

Capítulos relacionados:

- Posición en guardia

ENFRENTAMIENTO

El enfrentamiento es lo más parecido a pelear sin pelear realmente, y debería ser una característica habitual de tu entrenamiento. Es el mejor momento para practicar y experimentar con diferentes estrategias y técnicas, descubrir tus fortalezas y cómo aprovecharlas al máximo, y descubrir tus debilidades y cómo superarlas.

Debes usar equipo de protección durante el combate. El equipo está ahí para que no te lastimes mientras peleas, pero no confíes en él para protegerte. Pelea como si no lo tuvieras; de lo contrario, te volverás descuidado con tu defensa.

Varía tus compañeros de entrenamiento para no acostumbrarte demasiado a un cierto tipo de combatiente.

Cuando entrenas, asegúrate de que tu boca esté cerrada, con los dientes juntos.

Nunca apartes la mirada de tu oponente. Aprende a no parpadear durante una pelea. Por otro lado, si puedes hacer que tu oponente parpadee o se distraiga de alguna otra manera, entonces es un buen momento para atacar.

Para disfrazar tus intenciones, mantén los ojos fijos en tu oponente. Usa tu visión periférica para ver todo su cuerpo. En un combate cuerpo a cuerpo, observa la línea inferior de tu oponente en lugar de sus ojos, para que puedas proteger tu rostro.

Toque de salida

Hacer tapping es algo que puedes hacer para someterte o darte por vencido, como cuando un candado comienza a doler. Toca a tu compañero de entrenamiento al menos dos veces, para que lo sienta. Tu compañero debe soltarte de inmediato. Si no puedes alcanzarlo, toca el suelo. También puedes hacer un toque verbal, como «detente».

DESCRIPCIÓN GENERAL DE LA PELEA ESTRATÉGICA

La estrategia de pelea se cubre a lo largo de este libro, y algunos puntos, como el contraataque, ya se han abordado: el contraataque es uno de esos temas. El objetivo de este capítulo es brindar una descripción general de la estrategia para que puedas comenzar a desarrollar la mentalidad de un combatiente estratégico.

Es necesario tener una habilidad técnica bastante decente antes de poder aplicar la estrategia, y al menos las reacciones básicas deben estar arraigadas en tu memoria muscular para que puedas aprovechar las aberturas. Puede que aún no estés en esta etapa, pero tener tácticas en el fondo de tu mente es una buena preparación.

Una pelea es un flujo de movimientos, y cada movimiento que realicen tú o tu oponente tiene un efecto continuo. Cada golpe crea una abertura, hay un contraataque para cada abertura, un desvío para cada contraataque, etc.

La estrategia de pelea consiste en ser más astuto que tu oponente para que puedas golpearlo sin que te golpee a ti. A muchos combatientes no les importa o no conocen la estrategia de peleas. Estos combatientes dependen en gran medida de sus movimientos mecánicos (puñetazos, patadas, desvíos, contraataques, etc.).

Como practicante de Jeet Kune Do, también confías en gran medida en los movimientos mecánicos, pero los entrenas para que sean instintivos, de modo que, por ejemplo, golpeas automáticamente cuando surge una abertura. Cuando tus movimientos mecánicos son instintivos, esto deja tu mente libre para elaborar estrategias.

Cuando te encuentres con un oponente, estudia sus hábitos, debilidades y fortalezas probando una variedad de técnicas. Una vez que lo hayas hecho, puedes estructurar un plan para explotar sus debilidades sin aumentar sus fortalezas. Ataca la debilidad de tu oponente y mantenlo a la defensiva para que no pueda descansar. Golpea desde todos los ángulos y aumenta constantemente tu ritmo. No te detengas cuando él o ella estén en problemas.

A medida que mejores, podrás planificar varios movimientos con anticipación leyendo a tu oponente o manipulando sus acciones.

La estrategia es básicamente la resolución de problemas, y el problema a resolver en la pelea es: cómo puedes atacar con éxito a tu oponente mientras te mantienes protegido. Cuanto más complicada sea la solución, más mal puede salir. Comienza con las soluciones más simples primero, y escala según sea necesario hasta que encuentres lo que sea necesario para resolver el problema.

Usa lo opuesto a cualquier táctica que prefiera usar tu oponente (patea a un boxeador, acércate a aquellos a los que les gusta usar técnicas de largo alcance, etc.). Una excepción a esta regla es cuando te enfrentas a un oponente defensivo. No es prudente atacar continuamente a alguien que tiene cuidado.

Todos los golpes deben tener un propósito, ya sea para golpear o crear una reacción, y no debes golpear a menos que estés seguro de que ese propósito se cumplirá. Fallar un golpe que te has propuesto te hará perder el equilibrio, y lanzar golpes sin ningún propósito es una pérdida de energía. Cuando golpees, hazlo con plena intención y determinación. No lo dudes.

Varía tus movimientos y tácticas para no volverte predecible. Cambia los planes de ataque cuando sea necesario, pero no te alejes demasiado de tus principios básicos.

Capítulos relacionados:

- Contraataque
- Desviación

ESTRATEGIA DE DISTANCIA

Cuando te encuentras por primera vez con un oponente o cuando no conoces sus intenciones, es mejor mantener la distancia para poder estudiarlo.

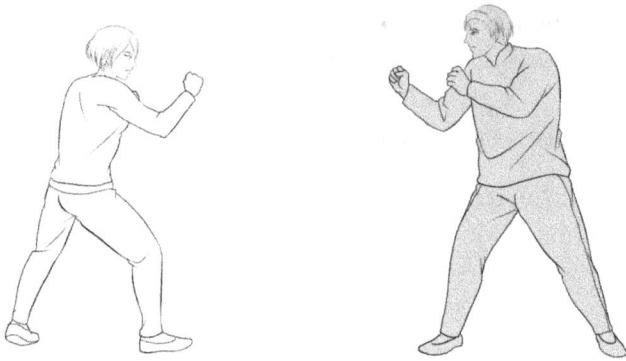

Una vez que tengas un plan, puedes acercarte a tu distancia de pelea preferible. Aprende el patrón del pie de tu oponente, la longitud del paso, etc., y ajústalo para que puedas mantener tu distancia de pelea.

Si necesitas retirarte, hazlo lo suficientemente lejos para que no te golpeen. De esa manera, aún puedes contraatacar.

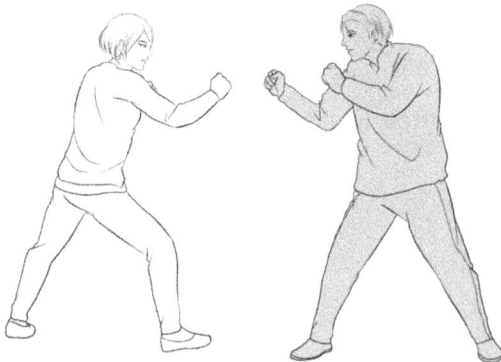

El corto alcance (en pelea) generalmente ocurre cuando alguien se acerca para atacar. La defensa se vuelve más difícil, la capacidad de patear disminuye y la probabilidad de caer y pelear en el suelo aumenta. Los codos, las rodillas, los cabezazos, la captura, etc. se vuelven muy útiles.

Tan pronto como te acerques así a tu oponente, coloca tu pie adelantado junto al de él para inmovilizarlo.

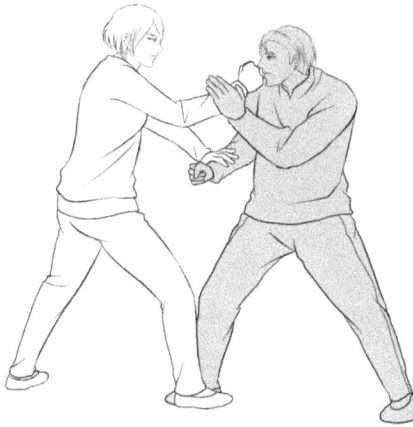

Recuerda, haz lo contrario a lo que prefiera tu oponente. Si a tu oponente le gusta patear, acércatele mucho. Si quiere forcejear, mantén la distancia.

Los combatientes de baja estatura generalmente prefieren pelear corto.

Ten cuidado con el alcance de un combatiente alto. Mantén tu distancia y acércate cuando surja la oportunidad.

Para que tus golpes hagan impacto en el momento adecuado, debes lanzarlos justo antes de que el oponente esté a la distancia deseada.

Cerrar la brecha

Cerrar la brecha es un término que se usa para describir el acto de acortar la distancia, que es algo que tendrás que hacer al atacar.

Muchas veces, esto se puede lograr con un juego de pies de avance básico, pero necesitarás usar otras tácticas contra los combatientes que son buenos para mantener su medida de combate. Aquí hay algunas sugerencias, pero ten en cuenta que de ninguna manera son las únicas formas de hacerlo:

- Espera a que tu oponente avance para atacar y luego muévete en su embestida. Una ventaja adicional es que el impulso hacia delante en el ataque de tu oponente agregará fuerza a tu golpe.
- Atrae a tu oponente dando una serie de pasos hacia atrás y acortándolos gradualmente.
- Corta su camino de retirada. Por ejemplo, hacia una pared.
- Primero ataca a un objetivo cercano y luego avanza.
- Usa una combinación de ataques para cubrir tu juego de pies.
- Haz una combinación de lo anterior.

Cuando se pelea contra un oponente que prefiere una medida de combate larga, alguien que tiene un largo alcance o que habitualmente ataca con un avance en el juego de pies, es mejor cerrar la distancia en lugar de dar un paso atrás cuando este ataca. Esto le negará el espacio que necesita para su ataque.

Capítulos relacionados:

- Codos y rodillas
- Ataque de inmovilización

ATAQUE ANGULADO SIMPLE

El ataque angulado simple (SAA por sus siglas en inglés) es un solo golpe que utiliza la ruta más económica para llegar a su objetivo. Básicamente, ves una abertura y golpeas. La economía de movimiento y no telegrafiar son muy importantes para que el SAA tenga éxito.

SINCRONIZACIÓN

Esta es una introducción al concepto de sincronización. Los aspectos específicos de la sincronización se integran en otros capítulos.

Tener sincronización en la pelea significa realizar acciones en el momento adecuado. El momento adecuado depende de tu objetivo y del movimiento que estés usando.

Al estudiar a tu oponente, debes notar y ajustarte a su tiempo de movimiento. Con esta información, puedes lanzar tus ataques en momentos en los que le tomará más tiempo reaccionar.

Algunas de estas ocasiones pueden ser:

- Cuando tu oponente se está preparando para moverse.
- Durante el movimiento de tu oponente (él o ella no pueden cambiar de dirección en medio del movimiento).
- Al finalizar una técnica.
- Al retractarse de un golpe (por ejemplo, siguiendo el regreso del oponente a su posición de guardia con una directa adelantada tuya).
- Cuando tu oponente está desequilibrado física o mentalmente.
- Cuando tu oponente se distrae por cualquier motivo.

Líneas abiertas y cerradas

Cuando un combatiente mueve una extremidad, esto puede crear una abertura en su guardia. Esta abertura es una línea abierta y es un buen objetivo. Por otro lado, el punto hacia donde se mueve la extremidad se convierte en la línea cerrada. Por ejemplo, cuando un combatiente bloquea un ataque, está cerrando la línea.

Calcula tus golpes para que invadan las aberturas de tu oponente a medida que se vayan creando. De esta manera, la extremidad de tu oponente se está alejando del lugar que vas a golpear. Esto te permite aprovechar el tiempo que le lleva cambiar de dirección.

Cadencia

Otro aspecto de la sincronización es la cadencia (rapidez) del movimiento.

Si eres capaz de dictar la cadencia que usas con tu oponente, puedes usarla para lanzar golpes. Por ejemplo, puedes establecer una cadencia utilizando una rapidez similar para varios golpes. Una vez que tu oponente esté acostumbrado a esa velocidad, lanza un golpe más rápido o lento.

Interrumpir el ritmo

En una pelea, cada movimiento puede contarse como un compás. Por ejemplo, un golpe en su extensión completa equivale a un compás.

La mayoría de las personas mantendrán un ritmo constante de estos compases. Cuando interrumpes este ritmo, esta interrupción evitará que tu oponente establezca o mantenga un patrón de ataque, y le tomará tiempo adaptarse.

Dado que cada movimiento es un compás, para romper el ritmo necesitas atacar a medio compás, es decir, a la mitad del movimiento de tu oponente.

Un golpe completo (extensión y retorno) se puede contar como tres tiempos medios: medio (0,5), uno (1,0) y uno y medio (1,5).

- 0,5 es cuando sale el golpe
- 1 es la extensión completa del golpe
- 1,5 es el retorno del golpe al cuerpo

Atacar en medio compás significa que golpeas en 0,5, antes de que tu oponente pueda extender completamente su golpe, o en 1,5, siguiendo el golpe de retorno y golpeando a tu oponente antes de que comience su próximo ataque.

El ritmo interrumpido se puede usar con éxito contra un oponente más rápido. Incluso con una velocidad moderada, puedes interrumpir el ritmo de tu oponente, y él o ella no podrán ajustarse a tiempo para defenderse de tu golpe. También es útil y relativamente fácil de emplear contra un oponente en vaivén.

Cuando luches contra alguien que involuntariamente usa un ritmo interrumpido debido a un ataque irregular, mantén la distancia y espera a que cometa otros errores, como intentar llegar muy lejos con el golpe.

Ejercicio de reflejar el juego de pies con ritmo interrumpido

Practica interrumpir el ritmo en tu juego de pies mientras realizas el ejercicio de reflejar su juego de pies. Por ejemplo, toma medio compás e interrumpe el ritmo yendo hacia atrás y luego hacia delante. Mueve los pies hacia atrás y luego hacia delante nuevamente antes de que tu pie adelantado toque el suelo.

Cuando este tipo de ritmo interrumpido se aplica con un golpe, estás golpeando en el compás 0,5. Un ejemplo es cuando avanzas y te retiras para alentar a tu oponente a acercarse. Cuando tu oponente levanta su pie adelantado para avanzar, tú te lanzas hacia delante con tu golpe.

Alternativamente, puedes golpear en el compás 1,5. Por ejemplo, cuando tu oponente golpea, empujas-arrastrándote hacia atrás para evitar el golpe y luego devuelves un ataque mientras tu oponente está retrayendo su golpe inicial.

Golpe cronometrado

Un golpe cronometrado es un contraataque en el que golpeas a tu oponente mientras está en la extensión completa de su golpe: un compás de 1.

En la imagen de abajo, la persona de la derecha está usando un golpe cronometrado. Cuando llega el golpe directo, se desliza y contraataca para que su golpe de retorno aterrice cuando el golpe de su oponente está en su extensión completa.

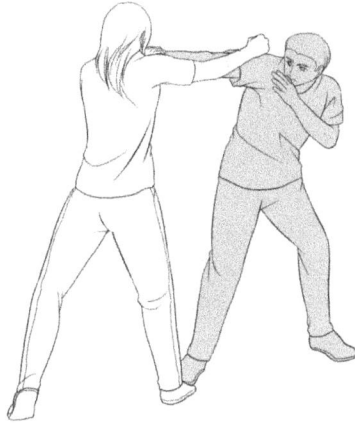

Capítulos relacionados:

- Movimiento aleatorio
- Contraataque

GANCHO DE DEDO ADELANTADO

El gancho con el dedo adelantado es tu ataque de mano de mayor alcance y el golpe más rápido que puedes hacer, convirtiéndolo en uno difícil de defenderte. Al hacer el gancho con el dedo principal, no te preocupes por la potencia. Se trata de precisión, rapidez y sincronización.

Sostener tu mano correctamente es importante para hacerte un daño a ti mismo. Dobla los dedos más largos para que estén más cerca de los más cortos y mete el pulgar para formar una «mano de lanza».

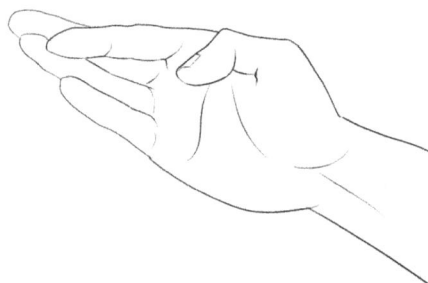

Mueve tu mano en forma de lanza hacia los ojos de tu oponente. Como ocurre con todos los golpes, para conseguir la máxima velocidad debes estar relajado. No hagas ningún movimiento preparatorio. Tu golpe debe aterrizar frente a su nariz para que no dejes ninguna abertura en tu guardia.

La precisión es muy importante. Si le pegas a tu oponente en los ojos, esto puede terminar la pelea muy rápidamente (es muy difícil pelear si te han cegado temporalmente), pero si fallas y golpeas una parte dura de la cabeza o el cuerpo de tu oponente, puedes hacerte daño a ti mismo, especialmente si no formas la lanza correctamente.

DEJAR CAER EL MARTILLO

Aquí se describe el golpe ideal no telegrafiado dividido en tres conceptos. Los conceptos no son secuenciales. Más bien, trabajan juntos.

El golpe directo adelantado y el golpe de gancho con el dedo adelantado son los mejores golpes para usar con este golpe.

Perfeccionar el golpe requiere mucha práctica, pero vale la pena. Cuando practiques, pídele al defensor que te dé su opinión sobre lo que vio. Practicar la defensa contra esto mejorará enormemente las habilidades del defensor.

Movimiento constante

El movimiento constante ayuda a ocultar tu golpe. Si estás quieto y comienzas a moverte, tu oponente sabe que algo está sucediendo. Si estás en constante movimiento, entonces no hay ningún preaviso.

En tu OGP, mantén tu brazo adelantado en un movimiento de constante zigzag. Al hacer este pequeño movimiento con tu parte adelantada, mantén el codo básicamente en el mismo lugar, pero no rígido.

Seguir tu objetivo

Piensa en su brazo como un arco y una flecha. Se necesita tiempo para apuntar, pero una vez que apuntes, lo que tienes que hacer es soltar la flecha. Cuando golpees, debes haber apuntado en lugar de apuntar en el momento de golpear. Para haber ya apuntado, rastrea constantemente tu objetivo con tu mano adelantada.

Dejar caer el martillo

Cuando hagas el martillo, solo debes usar tu antebrazo. Es básicamente el mismo movimiento aquí. Cuando golpees, deja caer tu antebrazo al mismo nivel que tu objetivo y luego déjalo volar hacia fuera.

Capítulos relacionados:

- Puñetazo directo adelantado
- Gancho de dedo adelantado
- Posición en guardia

SNAPBACK (RETRACCIÓN RÁPIDA)

El snapback es una técnica evasiva que puede resultar muy útil contra un golpe directo en la cabeza.

Cuando llega el golpe, mueves tu cuerpo justo fuera de la distancia y luego regresas directamente, generalmente con un contraataque.

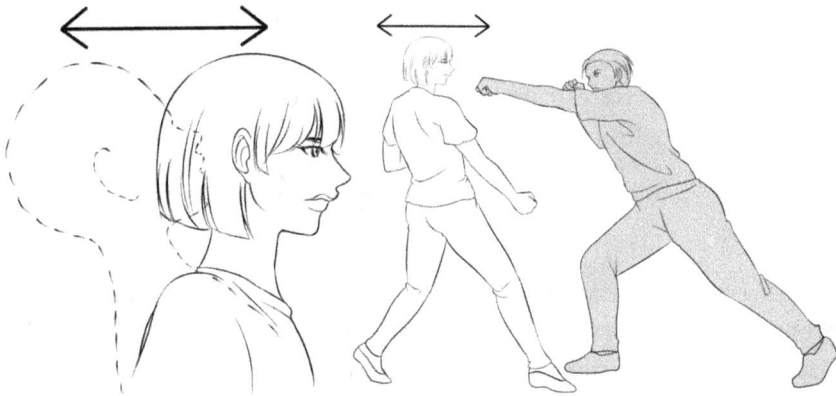

CREANDO ABERTURAS

Un combatiente habilidoso que mantiene una buena guardia rara vez presentará oportunidades de ataque. Debes crearlas tú mismo. Esto se hace con una preparación.

Una preparación de ataque es cualquier movimiento realizado con la intención de crear una abertura para un ataque real. Se puede hacer de varias formas, que incluyen (pero no se limitan a) retraerse, ataques falsos, fintas, trampas, etc. Todas estas cosas se tratarán en varias lecciones de este libro, pero por ahora, comenzaremos con ataques falsos y fintas.

Continúa creando aberturas hasta que puedas lanzar un golpe poderoso.

Como con todo en JKD, es mejor mantener la combinación de preparación y ataque real lo más simple posible. Cuando te enfrentas a un oponente inteligente, tu preparación puede tener que ser más complicada, pero tu ataque real debe ser tan simple como sea necesario para ser efectivo.

Ataques falsos

Un ataque falso es cuando lanzas un ataque que no está destinado a alcanzar su objetivo. Su objetivo es producir una reacción de tu oponente, que luego puedes aprovechar.

Normalmente, no embestirás cuando tu intención sea un ataque falso. Puede que sea necesario un ligero movimiento para crear la respuesta deseada.

Los ataques falsos también son útiles para estudiar las acciones y reacciones de tu oponente para que puedas desarrollar una estrategia.

Fintas

Una finta es un tipo de ataque falso en el que apuntas un golpe a cierto punto con el propósito de distraer a tu oponente de tu ataque real. Por ejemplo, golpeas y tu oponente reacciona con una evasión. Su reacción crea una abertura para que puedas lanzar tu golpe real.

Para que tu oponente se comprometa con su movimiento, tu finta debe ser tan convincente como un ataque real.

Es posible que las fintas no sean necesarias cuando te enfrentas a un oponente sin experiencia. En todos los demás casos, mantén tus fintas tan simples como sea necesario para lograr tu propósito.

Intentar un ataque con más de dos fintas es arriesgado. Si tu oponente no responde a tus fintas, vuelve a los ataques simples.

Un oponente puede aprovechar si fintas con demasiada frecuencia o repetidamente de la misma manera. Recuerda, debes variar tus movimientos y tácticas para que tu oponente no pueda leer tus intenciones.

Puedes realizar algunos ataques simples, pero reales, antes de una finta para aumentar las posibilidades de éxito.

La rapidez con la que hagas tu finta depende de la reacción de tu oponente. En la mayoría de los casos, tu ataque real será rápido pase lo que pase, ya que deseas capitalizar la abertura.

A menos que tu oponente sea particularmente lento para reaccionar, tu ataque real debe seguir tu finta muy de cerca, de modo que puedas capitalizar la abertura en el instante en que se crea.

Dar un paso adelante con una finta agregará velocidad y realismo al ataque.

Al entrenar con diferentes oponentes, puedes descubrir reacciones comunes a varias combinaciones de fintas (la combinación es la finta seguida por el ataque real). También debes hacer pruebas con cada oponente, ya que diferentes cosas funcionarán contra diferentes personas y también pueden provocar diferentes respuestas. Al descubrir o conocer la reacción probable de un oponente, puedes atacar anticipando esa reacción.

Las combinaciones de fintas deben practicarse hasta que sean instintivas y deben hacerse pruebas durante el combate. Aquí hay algunos con los que puedes experimentar:

- Dobla la rodilla delantera y extiende un poco la mano delantera. Ahora da un paso hacia dentro con tu pie adelantado y haz una media estocada con tu brazo adelantado. Mientras tu oponente lo desvía, retira tu mano y da un golpe real. Con todas las fintas, solo extiende la extremidad tanto como sea necesario para producir una respuesta.
- Lanza un golpe a la cabeza de tu oponente para distraerlo, y luego ataca rápidamente la espinilla o la rodilla con una patada lateral baja.
- La finta uno-dos es en la que fintas y luego golpeas. Realiza el ataque real en la línea opuesta desde donde hagas la finta. Por ejemplo, finta a la cabeza y golpea el estómago, o finta a la izquierda y luego golpea a la derecha. La finta debe ser larga para inducir el desvío, y luego el golpe debe ser fuerte y rápido antes de que tu oponente se recupere. Es «largo-corto». Largo no significa lento, sino que tiene que ver con la profundidad con la que se penetra. La finta aún debe ser rápida.
- Un ataque de dos fintas es «largo-corto-corto». Una finta larga induce a la defensa y te permite reducir la distancia. Luego haces una finta corta y finalmente el ataque: dos fintas a la cabeza y un golpe al cuerpo, por ejemplo.
- Cuando te enfrentes a un oponente habilidoso, es posible que debas usar «corto-largo-corto». La primera intención de la primera finta corta es que tu oponente la perciba como tal y no reaccione. La segunda finta es larga, por lo que tu oponente cree que es el ataque real. Cuando este reacciona a la segunda finta, despliegas tu ataque real.

- La finta de paso hacia dentro y hacia fuera es cuando das un paso hacia delante con un paso que muestra la intención de golpear, pero luego, en lugar de lanzar el golpe, giras hacia fuera con la pierna adelantada o retrocedes rápidamente antes de que tu oponente pueda contraatacar. Puedes hacer esto varias veces o solo una vez. Tu objetivo es hacer que tu oponente se sienta satisfecho, y luego, cuando sea el momento adecuado, intervienes como si fueras a fintar, pero en su lugar das un golpe real.

Realiza una serie de falsos ataques o fintas para que tu oponente tenga la mentalidad de esperar movimientos complejos y luego pillarlo por sorpresa con un simple ataque.

Puedes hacer un ataque falso para provocar un ataque de tu oponente y luego contrarrestar su ataque. Este método de contra-ataque es preferible a un contraataque que no has inducido, porque tendrás una mejor idea de lo que va a suceder.

Usa una finta para inducir una desviación y contraataque de tu oponente. A continuación, puedes detener su respuesta y lanzar un contraataque propio. Esto se conoce como contra respuesta.

Al defenderte, debes evitar reaccionar ante los ataques falsos. Para perfeccionar su percepción, pídele a tu compañero que te lance una mezcla de golpes y fintas. Haz tu mejor esfuerzo solo para reaccionar a los ataques reales. Los golpes reales que te lanza tu oponente deberían ser verdaderamente reales. No tienen que estar al 100% en términos de potencia, pero quieres que te golpeen si no te defiendes lo suficientemente bien. Usa el equipo adecuado, como guantes de boxeo.

Un combatiente estratégico será bastante capaz de determinar las reacciones probables de su oponente, pero nada es seguro. Por esta razón, debes poder cambiar tus movimientos previstos instantánea-mente de acuerdo con las reacciones de tu oponente. Aprovecha las oportunidades que surjan. Haz un seguimiento de cada abertura y continúa creando más hasta que hayas terminado la pelea.

Ataque directo e indirecto

Un ataque directo es aquel que comienza y termina en la misma línea. Un SAA sin preparativos ni ataques falsos, es decir, un solo ataque es un ejemplo perfecto.

El ataque directo puede implicar una finta si la finta está en la misma línea. Por ejemplo, puedes lanzar un golpe y luego hacer una pequeña pausa justo antes del impacto. Esto se conoce como ataque de sincronización interrumpida.

Un ataque indirecto es aquel que comienza en una línea, pero termina en otra. Por ejemplo, puedes fintar bajo y luego golpear alto. En JKD, casi todos los ataques son indirectos.

Capítulos relacionados:

- Ataque por atracción
- Desviación
- Enfrentamiento

GOLPE DE PARADA

Un golpe de parada es un excelente ejemplo de ataque y defensa simultáneos. Es cuando usas un golpe para detener o interceptar el avance de un oponente. El avance puede ser de cerrar una distancia, un ataque, un ataque en falso, etc. De cualquier manera, la idea es usar el golpe para detener el avance a medida que se desarrolla, preferiblemente cuando tu oponente comienza un ataque o da un paso hacia delante. Básicamente, estás golpeando a tu oponente en el ataque. Es posible que desees o necesites utilizar otras maniobras, como desvíos, ataques falsos, etc. para ayudar a facilitar el golpe de parada.

«Cuando la distancia es amplia, el oponente atacante requiere algún tipo de preparación. Por lo tanto, atácalo durante su preparación para el ataque».
Bruce Lee

El golpe de parada se puede utilizar como una única maniobra defensiva, como contraataque, con movimientos evasivos, etc. La anticipación y la sincronización son factores importantes para que puedas alcanzar tu objetivo sin que te golpeen.

Inclínate, da un paso adelante o inclina tu cuerpo para enfrentar el ataque si es necesario. Los golpes más comunes que se usan para un golpe de parada son los directos, como el golpe directo adelantado, el gancho con el dedo adelantado o la patada lateral.

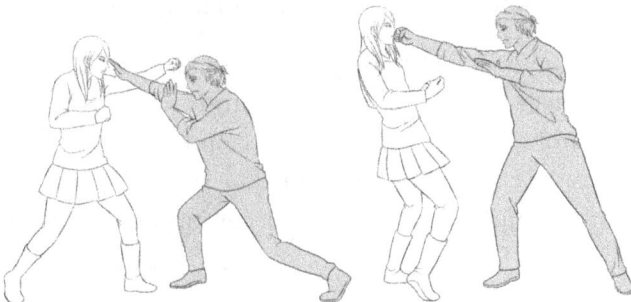

Momentos sugeridos para usar un golpe de parada:

- Cuando tu oponente telegrafía sus intenciones.
- Sobre la preparación de tu oponente para dar un paso adelante.
- Cuando tu oponente usa una finta amplia.
- Para detener el ataque de tu oponente mientras su brazo aún está doblado.
- Contra los que se acercan demasiado.
- Contra los que hacen vaivenes exagerados sin cubrirse.
- Contra los que fintan habitualmente.

Hay un desfase entre el momento en que tu oponente piensa en atacar y el momento en que su cuerpo empieza a moverse. A medida que mejoren tus habilidades perceptivas, podrás interceptar su ataque en el instante en que comience.

Los ataques falsos se pueden utilizar para provocar un ataque para detener el golpe.

Practica el golpe de parada a menudo, con varios golpes apropiados y desde diferentes ángulos.

Para practicar tu sincronización y distancia con golpes de parada, pídele a tu compañero que coloque una almohadilla para golpear. A medida que se acerque a ti, lanza un golpe directo u otro golpe apropiado para golpear la almohadilla. Tu objetivo es golpear la almohadilla al final de tu golpe.

Tu compañero puede usar muchas variaciones en distancia, velocidad, altura, etc. para que practiques cómo te ajustas a ellas.

Un oponente que se mantiene justo fuera del alcance tiene movimientos no telegrafiados y está bien protegido en su posición de guardia, es probablemente bueno en la intercepción. Provoca un golpe de parada con fintas largas si está tranquilo y cortas si está nervioso. Haz seguimiento de las fintas con trampas o agarres.

Capítulos relacionados:

- Sincronización
- Puñetazo directo adelantado
- Gancho de dedo adelantado
- Creando aberturas
- Patada lateral baja adelantada

GANCHO ADELANTADO

El gancho adelantado es como una versión menos poderosa del directo adelantado. Se usa principalmente al principio para darte la oportunidad de estudiar a tu oponente, pero también se puede usar durante una pelea si es necesario.

Durante la pelea, puedes usar el gancho adelantado que puede ayudar a crear aberturas, como un golpe de parada, para alejar a tu oponente de ti o mantenerlo fuera de balance.

Desde el OGP, coloca tu mano principal en tu objetivo y devuélvela sin dejarla caer. Mientras toca su objetivo, mete tu barbilla hacia abajo para que esté protegida por tu hombro. Lanza un puño vertical en lugar del gancho de boxeo tradicional, que es horizontal.

El gancho está mejor dirigido a la cara, ya que su falta de potencia hará que apenas tenga efecto en el cuerpo. Si no puedes alcanzar la cabeza o el cuerpo de tu oponente, apunta a su bíceps.

Lanzar múltiples ganchos es una buena manera de mantener ocupado a tu oponente o de hacer un seguimiento de un gancho inicial fallado.

Capítulos relacionados:

- Golpe de parada
- Posición en guardia

PATADA LATERAL BAJA ADELANTADA

Saber cómo lanzar una patada correctamente te da una gran ventaja sobre un oponente que no patea. La pierna tiene mayor alcance y más potencia que el brazo. Las patadas también son más difíciles de defender. Es mejor usar las patadas que se disparan desde la rodilla, ya que son más rápidas y potentes.

Al igual que con los puñetazos, entrena para poder lanzar patadas desde todos los ángulos, a todas las alturas y mientras te mueves.

La patada lateral es rápida y poderosa. La patada lateral adelantada baja, contra la espinilla o rodilla adelantada, utiliza la patada lateral, que es una de tus armas más largas, contra el objetivo más cercano. La espinilla y la rodilla de tu oponente también son difíciles de proteger.

La patada lateral baja adelantada contra la rodilla o espinilla es útil para mantener a raya a un oponente o para cerrar la brecha para que puedas atacar en combinación. Una patada lateral sólida contra la rodilla puede representar el final de una pelea.

Desde el OGP, desliza el pie adelantado unos centímetros hacia delante. Tan pronto como sea posible, levanta el pie trasero justo detrás de tu parte adelantada. Levanta el pie adelantado y gira las caderas mientras empujas el borde o la parte plana de tu pie hacia tu objetivo. Inclínate alejándote de tu oponente mientras pateas, para que estés fuera de tu alcance. Haz esto en un movimiento suave.

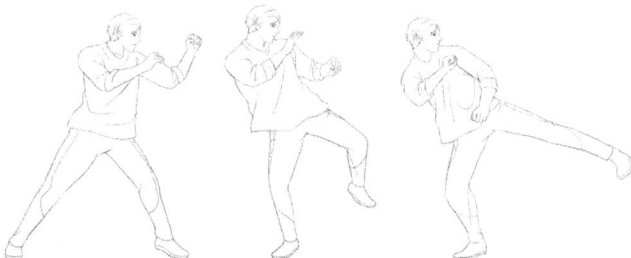

Atacar la pierna trasera es poco común en el Jeet Kune Do, pero puede ser útil contra un oponente que coloca su peso sobre el pie trasero en lugar de dar un pequeño paso hacia atrás. Cuando tu oponente coloque todo su peso sobre su pierna trasera, no podrá alejarse rápidamente. Además, si atacas la rodilla trasera mientras soportas mucho peso, le harás más daño.

Para enfocar el chi en tus patadas, concéntrate en la pesadez de tu pie y la energía que fluye a través de tu cuerpo.

Para desarrollar la velocidad, lanza una serie de patadas laterales con poca ventaja en el aire, apuntando a un objetivo imaginario. Concéntrate en la velocidad, el golpe y la fuerza. Mantén tus ojos enfocados en los ojos de tu oponente imaginario mientras haces esto. Mirar hacia abajo telegrafiará tus intenciones.

Capítulos relacionados:

- Ataque por combinación
- Posición en guardia

PATADAS DE PARADA

La patada lateral baja adelantada es muy propicia para usarla como golpe de parada, tanto que a menudo se la denomina patada de parada. Es un golpe de parada útil contra avances y patadas, y dado que la pierna es más larga que el brazo, al atacar con la pierna detendrás casi cualquier golpe antes de que te alcance.

También hay algunas variaciones de la patada lateral baja adelantada, cada una de las cuales es útil en diferentes circunstancias según la distancia, la sincronización, etc.

Levantamiento de pierna

Cuando tu oponente se acerque, levanta tu pierna y deja que este choque contra ella. Esto no tiene tanto poder de frenado, por lo que no funcionará si tu oponente tiene demasiado impulso, pero si has estado manteniendo tu medida de pelea entonces, él o ella no deberían ser capaces de generar ese impulso. Las ventajas del levantamiento de piernas son: ocurre muy rápido y no hay un pequeño deslizamiento hacia delante.

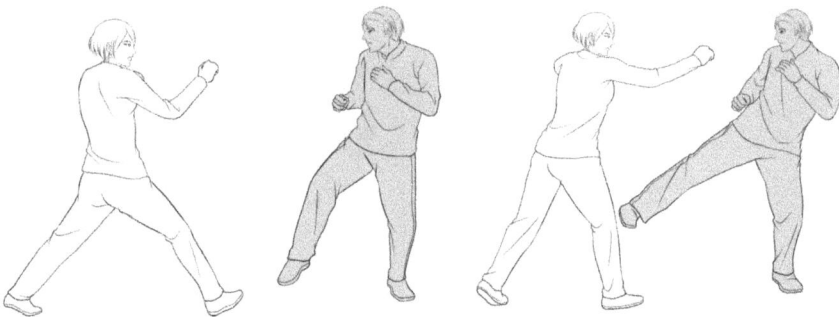

Obstrucción de la pierna

Esto es como un levantamiento de piernas más potente. Realiza el levantamiento de piernas, pero tuerce tu cuerpo detrás de él para aumentar tu poder de parada.

Experimenta con diferentes ataques de seguimiento, como el gancho con el dedo, o el directo adelantado, después de las diferentes patadas de parada para ver qué funciona mejor para ti.

Con todo lo que aprendas, deberías ir haciendo pruebas sobre lo que funciona mejor para ti. Cuando encuentres esos movimientos, dales preferencia a estos en el entrenamiento. De esta manera, crearás tu propio Jeet Kune Do personalizado.

Capítulos relacionados:

- Patada lateral baja adelantada
- Golpe de parada
- Sincronización
- Gancho de dedo adelantado
- Puñetazo directo adelantado

PASO DEL PÉNDULO

El paso del péndulo se utiliza para retroceder rápidamente y luego avanzar, o viceversa.

Cuando te retractes primero (desde el OGP), lleva rápidamente la pierna delantera hacia atrás, justo antes de donde está la pierna trasera. En el mismo instante en que la pierna delantera alcance su nueva posición, mueve la pierna trasera hacia atrás.

En el momento en que ambos pies estén juntos, mantén ambas rodillas dobladas para no perder el movimiento (y, por lo tanto, el tiempo) en ningún movimiento hacia arriba. Si lo deseas, puedes permanecer a esta nueva distancia en el OGP.

La otra opción es invertir el movimiento, de modo que tu pie trasero suba para reemplazar tu pie delantero, y luego usa tu pierna adelantada para contraatacar.

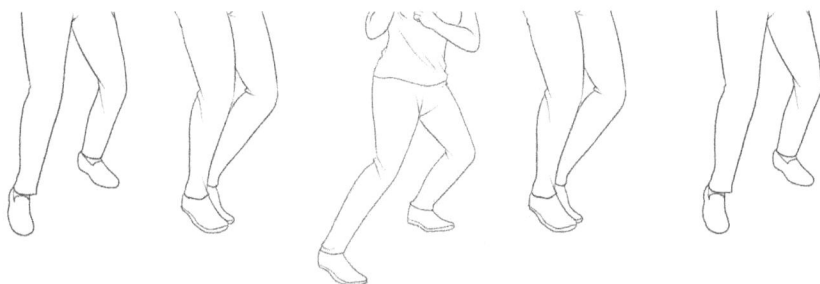

Cuando avances primero, lo más probable es que hagas el paso de péndulo con una patada lateral baja.

En este caso, el péndulo se usa para cerrar el rango para patear y luego recuperarte fuera del rango. Está destinado a ser muy rápido.

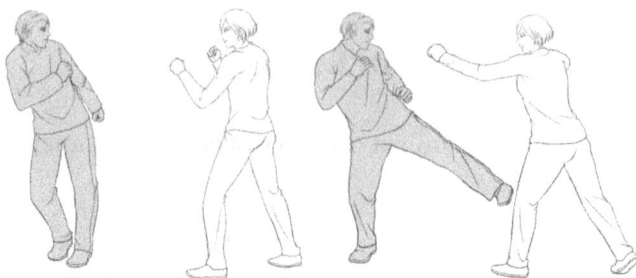

Interceptar una patada con una patada de parada es difícil, especialmente si tu oponente es hábil o patea con su pie adelantado. En
estos casos, es mejor utilizar un juego de pies evasivo para evitar el
golpe. Si la patada proviene de la pierna trasera, como una patada
de tipo karate tradicional, entonces tienes más tiempo para
reaccionar.

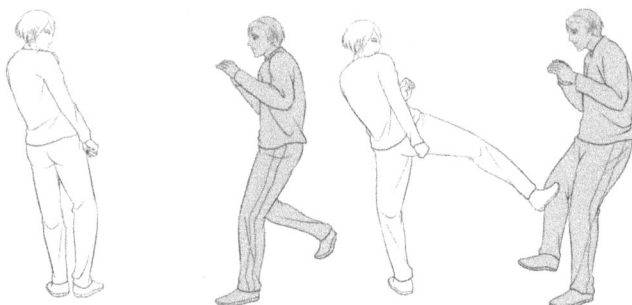

Cuando practiques el paso de péndulo con una patada lateral baja
adelantada hazlo contra un objetivo estacionario para empezar,
para que puedas juzgar la distancia., Estar demasiado cerca te hará
perder el equilibrio.

Capítulos relacionados:

- Posición en guardia
- Patadas de parada
- Patada lateral baja adelantada

HACER CÍRCULOS

Hacer círculos es una variación de esquivar que te permite avanzar en un ángulo. También es útil para mantenerte cerca de tu oponente y para ayudar a mezclar tu juego de pies para que no te vuelvas predecible.

Dar vueltas a la derecha

Primero, da un paso con el pie derecho a una distancia adecuada (según las circunstancias), y luego gira alrededor de él. Levanta la mano adelantada un poco más de lo habitual en caso de venir un golpe izquierdo.

Dar vueltas a la izquierda

Primero, da un paso con el pie izquierdo y luego gira alrededor de él.

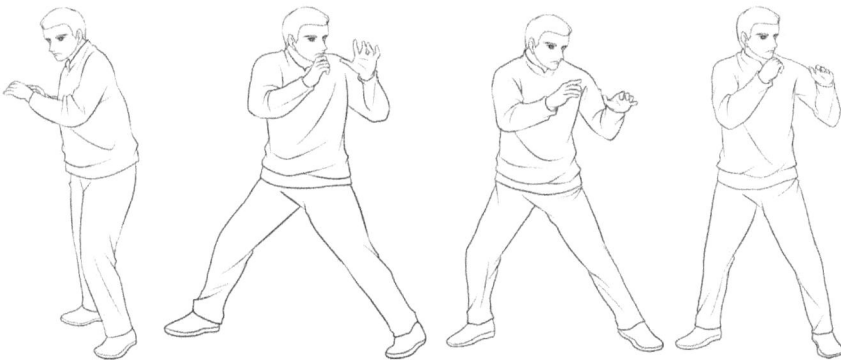

Puedes practicar dando vueltas alrededor de cualquier objeto, preferiblemente uno que no tengas que buscar cuando mires hacia abajo. Un saco de boxeo es perfecto, ya que también podrás lanzarle golpes.

Una buena manera de practicar todo tipo de juego de pies es hacer que un compañero practique lanzarte golpes, mientras no usas más que el juego de pies o maniobras evasivas (no paradas) para evitar ser golpeado.

Capítulos relacionados:

- Paso a un lado

GOLPE DE REVÉS

El revés es un golpe versátil contra el que tu oponente le puede ser muy difícil defenderse.

Aunque se hace mejor desde el OGP a la altura del hombro, también se puede lanzar desde cualquier lugar entre el hombro y la cintura. Esto lo hace perfecto para atacar desde una postura relajada y no combativa si es necesario.

El objetivo principal cuando se usa el puño trasero es la sien, pero otras partes blandas de la cara, como la nariz, también son buenas.

Al golpear desde el OGP, lanza el puño trasero adelantado por encima, usando un movimiento de chasquido similar a un látigo. Mientras golpeas, el peso de tu cuerpo debe desplazarse hacia la pierna delantera y la mano trasera debe moverse un poco hacia abajo para protegerte. Las partes superiores de tus dos nudillos más grandes deben hacer contacto con tu objetivo.

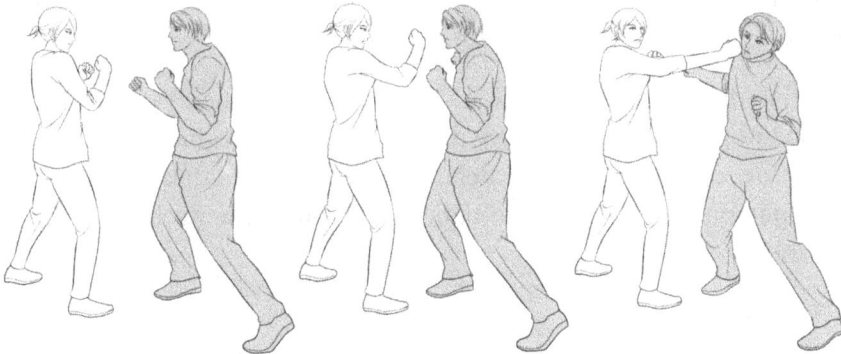

Capítulos relacionados:

- Posición en guardia

PATADA DE GANCHO

La patada de gancho no es tan poderosa como la patada lateral y es más difícil de dominar, especialmente si se lanza alto, pero es rápida y tiene más versatilidad. Tienes que estar más cerca de tu oponente para usar la patada de gancho, pero tu tiempo de recuperación también es más corto.

La patada de gancho está mejor dirigida a objetivos vulnerables de rango medio, como las costillas o la ingle, pero si eres lo suficientemente hábil, también puede ser un disparo devastador en la cabeza.

Desde el OGP, levanta la rodilla delantera de modo que tu muslo esté horizontal. Dobla ligeramente la rodilla trasera e inclínate un poco hacia atrás. La parte inferior de la pierna adelantada debe quedar suelta en un ángulo de aproximadamente 45°. Desde esta posición, gira sobre el metatarso del pie trasero para que tus caderas roten. Mientras lo haces, estira la pierna adelantada. Tu pierna trasera también puede enderezarse. Justo antes del impacto, chasquea el objetivo con el pie. Haz todo esto con un movimiento suave, con la cadera y la pierna trabajando juntas.

La patada de gancho funciona bien con el avance rápido. Da el pequeño paso hacia delante y desliza el pie trasero hacia arriba. En lugar de dar el paso hacia delante con tu parte adelantada, lanza una patada de gancho. Este debe ser un movimiento lo más suave posible.

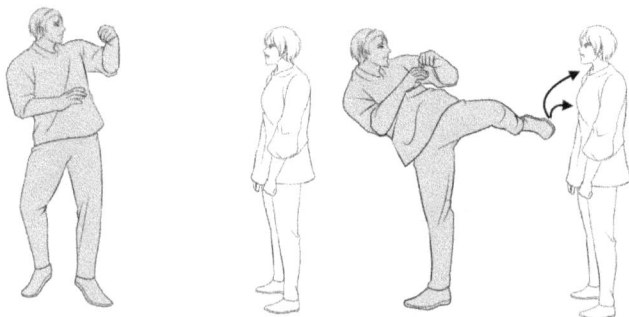

Si estás demasiado cerca de tu oponente, puedes omitir el pequeño paso inicial que da tu parte adelantada. En su lugar, simplemente desliza el pie trasero hacia arriba y patea.

Capítulos relacionados:

- Posición en guardia

PATADA FRONTAL

La patada frontal es una patada rápida que en la mayoría de los casos está dirigida a la ingle desprotegida de un oponente.

La patada frontal es básicamente la misma que la patada de gancho, pero se hace directamente hacia el objetivo. Se prefiere hacer contacto con el empeine o la espinilla, especialmente si estás descalzo.

Para aumentar la potencia de la patada frontal, mueve las caderas hacia delante justo antes de hacer contacto con tu objetivo.

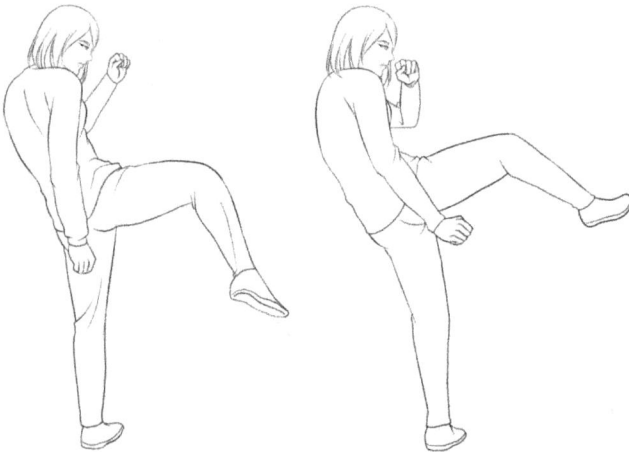

Golpea el fondo de un saco pesado o haz que un compañero sostenga una almohadilla de boxeo con la palma hacia el suelo, estas son buenas maneras de practicar la patada frontal.

Capítulos relacionados:

- Patada de gancho

PATADA INTERIOR

La patada interior es otra patada rápida que es útil contra un oponente en una postura inigualable, como cuando estás adelantado por la derecha y tu oponente está adelantado por la izquierda. Sus principales objetivos son la ingle y la parte interior del muslo.

La patada interior se realiza de manera similar a una patada frontal, pero con una ligera inclinación hacia arriba, opuesta a la de una patada de gancho. Toma contacto con tu empeine. Puedes aumentar tu potencia con el mismo movimiento de sacudidas de cadera que se puede hacer con la patada frontal.

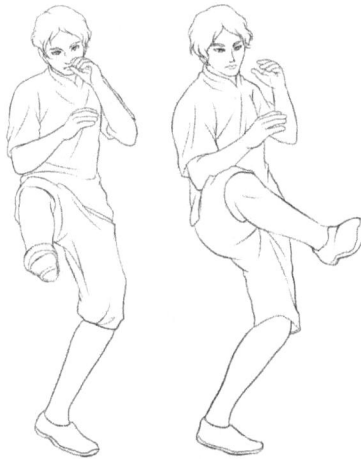

Capítulos relacionados:

- Patada frontal
- Patada de gancho

PATADA LATERAL MEDIA

Este capítulo se concentra en hacer la patada lateral a un nivel medio o alto. Cuanto más bajo apuntes, más fácil será mantener el equilibrio, pero a menudo te puedes hacer más daño contra objetivos más altos. Diferentes circunstancias presentarán diferentes oportunidades, por lo que poder patear a diferentes niveles es útil en la pelea.

Cuando apuntas más alto, debes tener mayor precaución que si estuvieras pateando la espinilla o la rodilla, debido a que al hacerlo le das a tu oponente más oportunidades para: defenderse con el bloqueo, desviación, un paso a un lado, retirada, agarrándote la pierna, etc. La sincronización y la administración correcta (técnica, fintas, etc.) garantizarán tu seguridad. Una patada lateral potente puede atravesar el bloqueo de un oponente.

La patada lateral media o alta es básicamente la misma que la patada lateral baja adelantada, excepto que apuntas más alto. Cuando hagas varias patadas laterales simplemente, sigue la anterior de la manera normal, pero omite el pequeño deslizamiento inicial del pie adelantado que hiciste con el primero. Es decir, la primera patada tiene el deslizamiento inicial, pero las siguientes no.

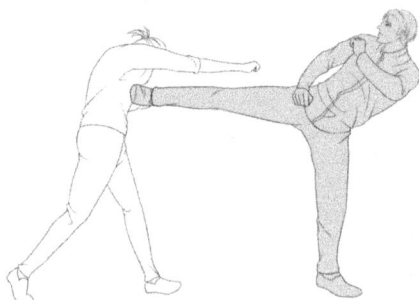

Para entrenarte en velocidad, párate con los pies en paralelo. Alterna las patadas laterales una tras otra: derecha, izquierda, derecha, izquierda, etc. Cuando termines una patada, vuelve a poner el pie en su posición original. Justo antes de que aterrice, empieza el movimiento con el otro pie. Alterna patadas lo más rápido que puedas.

Al patear el saco pesado, espera a que se balancee hacia atrás después de haberlo pateado y vuelve a patearlo.

Si quieres golpear algo sólido y no tienes nada mejor, simplemente patea una pared. Mientras la golpees con un pie plano, no te lastimarás, solo rebotarás.

Si tienes un compañero de entrenamiento, haz que sostenga la bolsa inclinada después de haber pateado la primera vez, para que puedas hacer una segunda patada inmediatamente después de la primera.

Capítulos relacionados:

- Desviación
- Paso a un lado
- Sincronización

RÁFAGA

La ráfaga se usa para avanzar al atacar o para retroceder muy rápidamente. Una sola ráfaga hacia delante o hacia atrás debe cubrir la distancia de al menos dos pasos naturales.

Realiza una ráfaga hacia delante con patada lateral

La ráfaga hacia delante puede usarse con el único propósito de cerrar la distancia, pero es más común incorporarla en algún tipo de ataque. Uno de los golpes más comunes para usar con la ráfaga hacia delante es la patada lateral. Lanzar la patada lateral con una ráfaga es probablemente el golpe más potente que puedes lanzar.

Desde el OGP, da un pequeño paso hacia delante como en el avance rápido. Mueve tu mano adelantada hacia arriba para crear impulso y distraer a tu oponente. A medida que tus manos suben por tus caderas, gira hacia delante y deja que tu pie trasero lo siga. Antes de que tu pie trasero toque suelo, empuja tu cuerpo hacia delante, mientras pateas lateralmente con la pierna adelantada.

Mantén los pies cerca del suelo durante el movimiento. El impulso debe ser hacia delante tanto como sea posible, en lugar de vertical.

Tan pronto como aterrices, adopta el OGP.

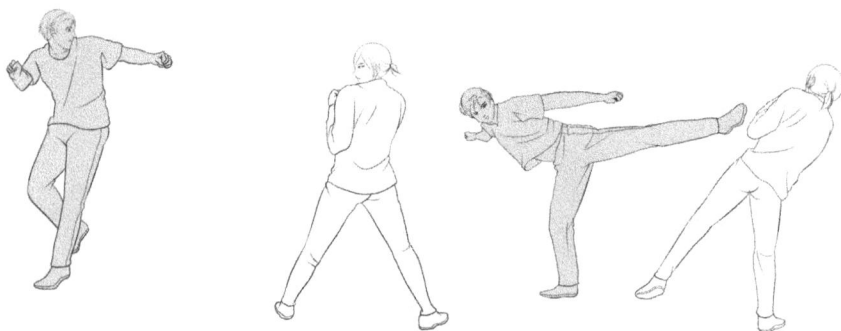

Cuando practiques la ráfaga hacia delante con la patada lateral, solo concéntrate en tu juego de pies para empezar. Acorta la distancia con calma en lugar de lanzarte hacia tu objetivo. Cuando puedas hacerlo de manera eficaz y mantener el equilibrio, agrega el movimiento de barrido con la mano adelantada.

Cuando estés listo, practícalo contra un saco pesado. Apunta al centro de la bolsa y concéntrate en que tu pie aterrice horizontalmente, mientras pateas la bolsa con un chasquido. Si el sonido es un golpe sordo en lugar de un crujido, estás presionando más que chasqueando.

Realiza la ráfaga hacia delante con tu puño trasero

Este ejercicio muestra cómo puedes adaptar la ráfaga hacia delante con un puñetazo. También es excelente para afinar el movimiento de ráfaga.

Haz la ráfaga hacia delante con el barrido de la mano, pero en lugar de hacer la patada lateral simplemente, colocas el pie hacia abajo. Haz esto continuamente, concentrándote en mantener el equilibrio mientras se mueve con suavidad. Aumenta la velocidad cuando estés listo y sustituye un golpe de revés para un barrido con la mano.

Ráfaga trasera

La ráfaga trasera se usa como un retroceso rápido, pero es más rápida y cubre más distancia en un solo movimiento.

Comienza el movimiento empujando la parte anterior del pie adelantado. Tu peso debe desplazarse hacia la parte trasera y la delantera debe moverse hacia la parte trasera. Justo antes de que tu pie adelantado aterrice, tu trasero debe enderezarse para empujar tu cuerpo hacia atrás. Idealmente, aterrizarás sobre el metatarso del pie adelantado justo antes de que aterrice tu parte trasera.

Puedes practicar la ráfaga hacia delante y hacia atrás con un compañero. Uno de ustedes intenta patear al otro suavemente haciendo la ráfaga. La otra persona usa una ráfaga hacia atrás para evitar ser golpeada.

Golpe vs patada de parada

Como se dijo anteriormente, una patada de parada se puede usar contra una patada, pero es muy difícil y es mejor usar un juego de pies evasivo para evitar el golpe.

Otra opción es utilizar un golpe de parada. Una variación de la ráfaga funciona bien para esto, pero para que funcione, debes tener mucho compromiso y empujarte con fuerza hacia delante. No hay lugar para la vacilación.

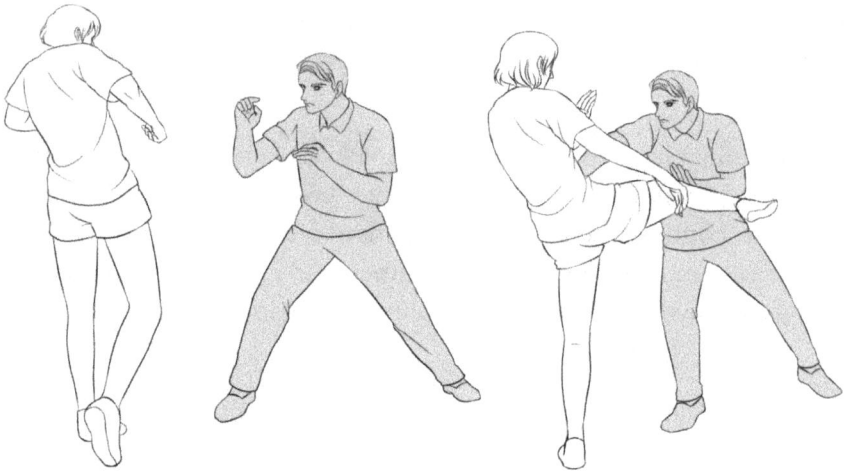

Capítulos relacionados:

- Posición en guardia
- Golpe de revés
- Patadas de parada
- Golpe de parada

APALANCAMIENTO DESLIZANTE

El apalancamiento deslizante es otro método de ataque y defensa simultáneos.

Cuando llega el golpe de tu oponente, lanzas un golpe desde tu línea central que intercepta el suyo. Tu apalancamiento deslizante desvía el golpe de tu oponente, mientras aún está en camino para alcanzar su objetivo.

El compromiso total es esencial; de lo contrario, el golpe de tu oponente podría anular el tuyo.

Las siguientes imágenes muestran un apalancamiento deslizante contra un oponente con una ventaja inigualable. Observa que la persona de la derecha (en la imagen de la izquierda), ha colocado su pie adelantado en la parte exterior del oponente, por lo que está fuera de su guardia.

Si estás en el interior de la guardia de tu oponente (imagen de la derecha), debes mantener los hombros rectos. Si intentas inclinarte hacia un lado como si estuvieras fuera de su guardia, tu oponente tendrá el control de la línea central y probablemente te golpeará.

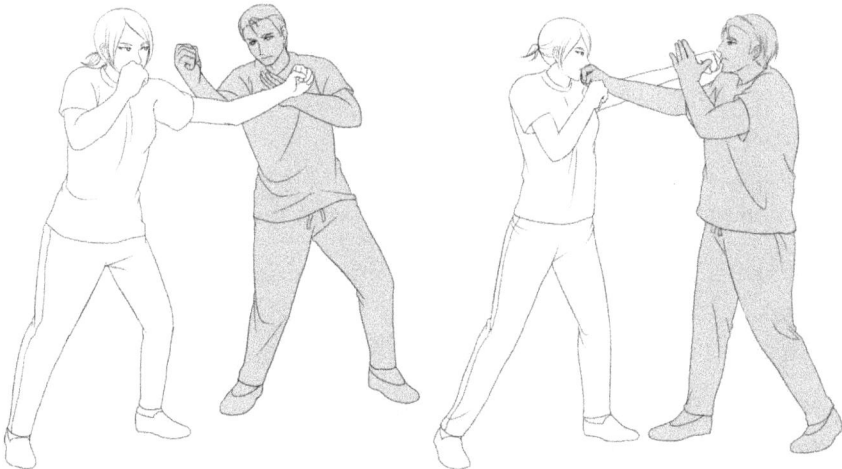

ATAQUE POR COMBINACIÓN

Un ataque combinado (también conocido como ataque compuesto) se compone de dos o más movimientos ofensivos (puñetazos, patadas, falsos ataques, rodillas, etc.) lanzados de forma natural y en rápida sucesión. Al hacer uno, le presentas a tu oponente numerosas opciones que luego alargarán su tiempo de reacción, a diferencia de un SAA donde tu oponente solo necesita considerar un solo golpe.

A menudo, se hace una combinación de una o más configuraciones (golpes, ataques falsos, etc.) que crean aberturas para que puedan impactar uno o más de tus golpes. Otras veces, es posible que tengas la intención de que todos tus ataques aterricen. Tu combinación siempre debe terminar con un golpe exitoso, independientemente de cuántos caigan antes del golpe final.

El éxito de tu ataque por combinación (ABC) depende de tu capacidad para adaptarte a las reacciones de tu oponente. Si has estudiado a tu oponente, estarás mejor equipado para predecir correctamente su reacción, pero cualquier cosa puede suceder. Cultiva la capacidad de cambiar tus movimientos instantáneamente.

Las combinaciones son útiles contra aquellos a los que se les da bien parar. Como siempre, mantenlos tan simples como puedas.

Una combinación simple y efectiva que puedes hacer con los golpes que ya se han cubierto, es lanzar dos o tres directas adelantadas seguidas. Algo tan simple como repetir un ataque puede ser suficiente para interrumpir la sincronización de tu oponente, permitiéndote conectarte. Es especialmente útil contra un oponente cansado.

Alternativamente, se puede utilizar como una combinación de fintar y golpear. El primero es un ataque en falso, y luego, cuando tu oponente intente contraatacar, lo golpeas con el segundo.

Si estás variando tu cadencia dentro de una combinación, siempre es mejor terminar con un movimiento rápido.

Puedes repetir una combinación para que tu oponente la espere y luego cambiarla repentinamente para atraparlo con la guardia baja.

Triples

Son comunes las combinaciones compuestas por tres movimientos ofensivos. Un uso habitual es lanzar los dos primeros golpes para bajar la guardia de tu oponente con el fin de que el tercero pueda hacer contacto.

Cuando tu último golpe está dirigido al mismo lugar que el primero, se conoce como triple de seguridad. Por ejemplo, puedes usar una finta para abrir la línea baja de tu oponente y seguirla con un golpe al cuerpo, un golpe a la cabeza y otro golpe al cuerpo.

Niveles de ataque

Los niveles de ataque se refieren a las alturas a las que atacas. Es una buena práctica variar los niveles, ya que la variación es más difícil de defender para tu oponente.

Por ejemplo, si lanzas tres golpes a la cabeza, estás lanzando todos los golpes en un solo nivel. Tu oponente no necesita moverse mucho para defenderse. Pero, si primero pateas bajo y luego golpeas en la cabeza, estás golpeando en dos niveles. El primer golpe crea una abertura para el segundo. Tiene muchas más posibilidades de éxito. Un golpe al cuerpo seguido de un golpe alto también es un ataque de dos niveles. Una patada en la rodilla seguida de un puñetazo en la cara y luego otro puñetazo en la ingle crea un ataque de tres niveles.

Ángulos de ataque

Todos los golpes caen dentro de ciertos ángulos. Por ejemplo, adelantado puede caer en una línea directa o en un ángulo leve. Un gancho viene desde un lado, mientras que un gancho hacia arriba viene desde abajo. Otros golpes, de rodillas, codos, etc., pueden entrar en una variedad de ángulos.

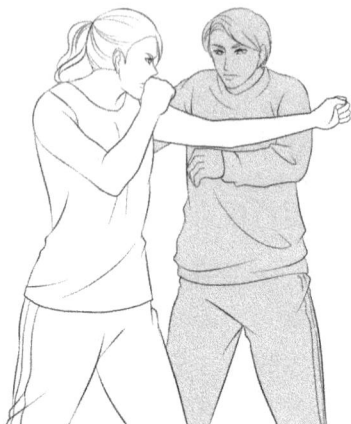

El ángulo en el que entra tu ataque depende de la naturaleza del golpe, pero también depende de tu juego de pies. Mover el cuerpo ligeramente hacia un lado significa que el golpe directo entrará en un ángulo diferente al que tendría si estuvieras enfrentando a tu oponente de frente.

La razón para hacer esto es ganar un ángulo superior, uno en el que miras a tu objetivo, mientras tu oponente está fuera del ángulo (como en la imagen anterior).

Ser capaz de ganar un ángulo superior es bueno, pero también debes poder golpear desde cualquier ángulo, así como también poder cambiar de trayectoria durante la ejecución. Esto se aplica a todos los ataques, no solo a las combinaciones.

Aunque hay combinaciones comunes que muchos encuentran que funcionan bien, los golpes exactos que lances, el orden en que se encuentran, hacia dónde se dirigen, etc., dependen de ti.

Todas las personas son diferentes. Es posible que descubras que, por naturaleza, eres mejor dando ciertos golpes. Experimenta y encuentra aquellos que puedas hacer que funcionen mejor.

Al crear combinaciones, cambia de pierna a mano y varía las alturas y ángulos de ataque. Practica la defensa contra combinaciones también.

Capítulos relacionados:

- Creando aberturas
- Desviación
- Sincronización
- Puñetazo directo adelantado
- Gancho de pala
- Uppercut (gancho hacia arriba)

PUÑETAZO TRASERO DIRECTO

El puñetazo directo trasero es más poderoso que un puñetazo directo adelantado y se usa mejor como contraataque o como parte de una combinación.

Aunque hay una ligera diferencia, es comparable a la cruz trasera en el boxeo.

Suponiendo que estás en tu OGP adelantado derecho, gira las caderas en sentido horario bruscamente, pivotando sobre la planta de tu pie izquierdo. A medida que el peso de tu cuerpo se desplaza hacia delante, ajusta la mano delantera para proteger tu rostro.

El golpe directo trasero se lanza directamente frente a tu nariz y golpea a tu objetivo con un chasquido en el hombro trasero, preferiblemente en el costado de la mandíbula de tu oponente.

Para maximizar la fuerza detrás del golpe, aprovecha al máximo el impulso, e impulsa tu cuerpo a favor del golpe. Recuerda golpear, no empujar.

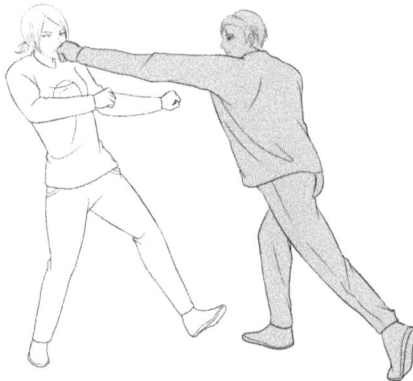

Combinación uno-dos

La combinación uno-dos es una combinación fundamental de boxeo que usa: el gancho (1) para preparar al oponente o ponerte en rango y luego una cruz, (2) como golpe principal de aterrizaje.

Cualquier salida seguida de una recta trasera puede ser una combinación eficaz de uno-dos. Lanza un adelanto rápido (gancho, directo, golpe con el dedo) mientras avanzas. A medida que tu líder se retrae hacia tu cuerpo, lanza una potente directa trasera.

La combinación uno-dos es buena para usar contra combatientes de largo alcance o como contraataque después del snapback evasivo.

Capítulos relacionados:

- Puñetazo directo adelantado
- Contraataque
- Ataque por combinación
- Posición en guardia
- Gancho adelantado
- Gancho de dedo adelantado
- Snapback (retracción rápida)

PUÑETAZO DE GANCHO

El gancho es una buena arma de corto alcance que puedes usar contra un oponente que avanza, como seguimiento (después de una ventaja o finta, por ejemplo), o posiblemente, como un golpe inicial o único cuando surja la oportunidad, por ejemplo, tal como cuando tu oponente no puede apartarse del camino.

El poder del gancho proviene del juego de pies. No retractes la mano. No es necesario y esto telegrafía tu intención.

Desde el OGP delantero derecho, levanta el talón delantero y apúntalo hacia fuera, y coloca la mano trasera en alto para proteger tu cara, con el codo trasero protegiendo tus costillas.

Mantén el brazo adelantado suelto y gira rápidamente en sentido contrario a las agujas del reloj, mientras cambias tu peso hacia el pie trasero.

Permite que tu brazo se mueva hacia delante siguiendo el impulso de tu cuerpo.

Mantén el codo muy doblado para que el gancho no salga demasiado. Justo antes del contacto, pon tu brazo un poco rígido desde el codo hasta los nudillos. No debes doblar la muñeca ni girar el puño.

El contacto se realiza con un puño vertical, con los nudillos apuntando en la dirección de tu golpe. Conduce el ataque a través de tu objetivo y prepárate para seguir o regresar al OGP.

El gancho funciona mejor con el juego de pies, y lo más probable es que el gancho adelantado requiera que avances para alcanzar a tu oponente.

Debido al ángulo horizontal de este golpe, cualquier movimiento lateral tuyo (como un paso lateral) o de tu oponente hacia el gancho aumentará tu efectividad.

El gancho adelantado también es muy bueno para los combates a corta distancia porque proviene de fuera del campo de visión de tu oponente y puede rodear su guardia.

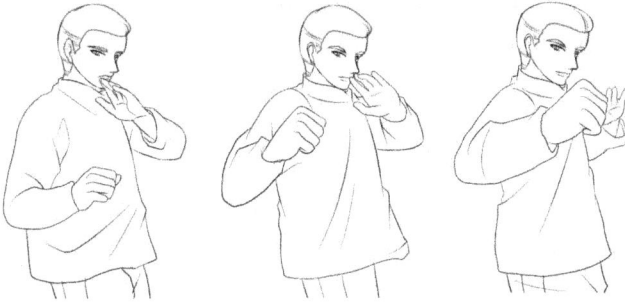

Esta sección ha descrito las acciones necesarias para lanzar un gancho adelantado porque se utilizará con más frecuencia. El método se adapta fácilmente a la retaguardia, que puede emplearse en combates a muy corta distancia, especialmente, cuando te estás separando de tu oponente.

Cuando lances un gancho al cuerpo de tu oponente, dobla la rodilla delantera para que tu hombro tenga aproximadamente la misma altura que tu objetivo. Para poner más poder detrás de él, agáchate hacia el lado opuesto de la mano que está lanzando el gancho mientras lo haces. El riñón puede ser un buen objetivo para los ganchos de nivel inferior.

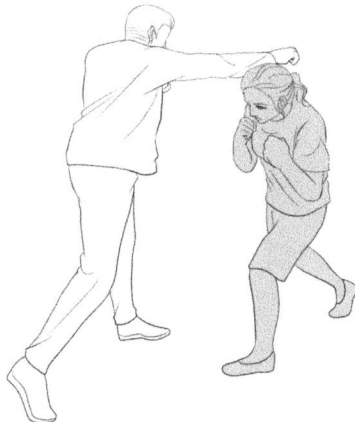

Como el cuerpo es un objetivo mucho más grande y menos móvil que la cabeza, los golpes al cuerpo tienen una mayor probabilidad de aterrizar que los golpes a la cabeza.

Para defenderte de un gancho cuando estás cerca, muévete hacia él para que pase alrededor de tu cuello.

Capítulos relacionados:

- Posición en guardia
- Agacharse

AGACHARSE

Agacharse, como deslizarse, te permiten evitar ser golpeado mientras permaneces dentro del alcance para contraatacar. Es bueno usarlo para evadir golpes de giro y ganchos.

El deslizamiento y el snapback son para golpes rectos. Agacharse es para golpes de giro y ganchos.

Para agacharte, agacha tu cuerpo hacia delante en la cintura para que el golpe pase por encima de tu cabeza. Mantén tus ojos en tu oponente. El tiempo y la conciencia corporal son muy importantes. Agacharte demasiado pronto o en un ataque falso te dejará vulnerable.

Como la mayoría de los movimientos, agacharte a menudo se combina con otras maniobras, como: esquivar, contraatacar, tejer, etc.

Es raro que te agaches (o realices cualquier otra acción evasiva) sin contraatacar.

Si quieres practicar y no tienes un compañero, puedes balancear un saco de boxeo y agacharte cuando se te ocurra.

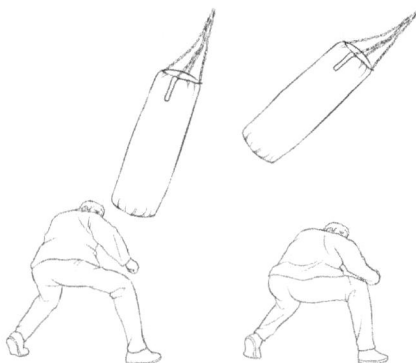

Capítulos relacionados:

- Deslizamiento
- Snapback (retracción rápida)
- Sincronización
- Creando aberturas
- Paso a un lado
- Contraataque
- Meneo y movimiento entrelazado

MENEO Y MOVIMIENTO ENTRELAZADO

El meneo y los movimientos entrelazados (también conocidos como balanceo del cuerpo) es otra maniobra defensiva que se usa para evitar un golpe, mientras te mantienes en el rango de contraataque. Te permite deslizarte hacia abajo y atacar para acercarte, y es bueno para usar contra oponentes más altos. Un gancho es un buen ataque para contraatacar.

El meneo y el movimiento entrelazado se pueden usar por separado, pero generalmente van juntos. La idea general es inclinarte hacia delante y luego moverte durante el ataque. Ten cuidado con la rodilla de tu oponente mientras lo haces (usa tu brazo para bloquear).

Movimiento entrelazado

El movimiento entrelazado es un movimiento circular de la parte superior del cuerpo (tronco y cabeza) hacia dentro y hacia fuera y de lado a lado. Se basa y se usa a menudo con deslizamientos. La relajación es la clave para un movimiento entrelazado exitoso.

Movimiento entrelazado por dentro

Esto supone que estás en un adelanto derecho con un oponente igualado (un oponente que también está en un adelanto derecho). Tu oponente lanza un puñetazo adelantado. Deslízate hacia fuera, luego agáchate y balancéate bajo el golpe. Mientras haces esto, mantén la guardia alta y cerca y coloca tu mano derecha en el brazo izquierdo de tu oponente para evitar que te golpee.

Movimiento entrelazado hacia fuera

Para hacer movimientos entrelazados hacia el exterior, haz lo contrario. Deslízate hacia dentro y haz movimientos entrelazados por debajo y por fuera de la guardia de tu oponente. Coloca tu correa derecha sobre su hombro izquierdo mientras lo haces.

Meneo

El meneo es mover la cabeza verticalmente. Se hace hundiéndose justo debajo de los ataques curvos como los ganchos. Incluso en la parte inferior del meneo, deberías poder contrarrestar o esquivar cualquier ataque directo.

El meneo hacia abajo te deja vulnerable, especialmente si se repite, razón por la cual se usa con el movimiento entrelazado.

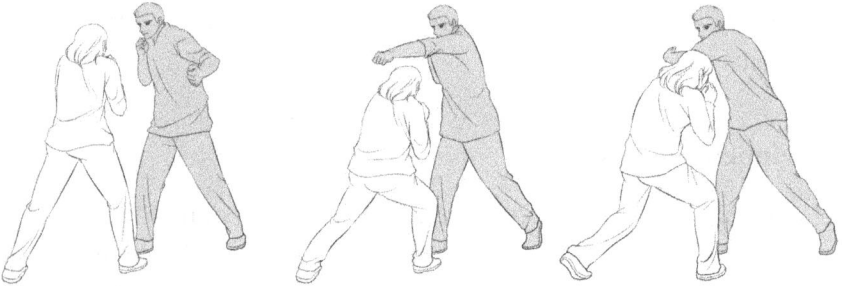

Capítulos relacionados:

- Deslizamiento

RENOVAR EL ATAQUE

Cuando tu ataque inicial no alcanza a su objetivo (se queda corto, se detiene, etc.), e inmediatamente realizas una nueva acción ofensiva, a esto se le denomina renovación del ataque. Esto se puede hacer continuando en la misma línea o tirando de la extremidad hacia atrás para una nueva acción.

El nuevo ataque puede ser un movimiento improvisado cuando tu ataque inicial falla, un movimiento improvisado con un golpe fallido intencional (una finta seguida de una directa adelantada, por ejemplo), o completamente premeditada después de un estudio cuidadoso de tu oponente. Este último tiene más posibilidades de éxito y el primero tiene menos.

Renovar tu ataque es útil contra aquellos que:

- Dan un paso atrás en tu ataque.
- Se desequilibran durante su defensa.
- Dejan aberturas mientras se retiran.
- Dudan o tardan en responder.
- Tira de sus extremidades hacia atrás cuando golpees.

Lo mejor es apuntar tu nuevo ataque a un objetivo cercano a medida que avanzas. Esto mantendrá a tu oponente fuera de balance tanto mental como físicamente.

Cuando trabajes contra combatientes que avanzan continuamente o usan ataques renovados, mantén la distancia, pero no te retires, ya que ese es su plan. Avanzar en el momento correcto (estudiar a tu oponente) alterará su actitud y ritmo.

DIRECTA ADELANTADA AL CUERPO

La directa adelantada no es conocida por ser un golpe de potencia, pero un adelanto sólido hacia el plexo solar tiene el potencial de terminar una pelea. También se puede usar de manera efectiva para derribar la guardia de tu oponente y abrir otros objetivos.

Otra opción es esperar a que tu oponente adelante y luego lanzar un golpe rápido al cuerpo cuando se crea la abertura.

Desde el OGP, mantén la retaguardia levantada y baja el cuerpo mientras das un paso adelante. Mueve tu barbilla hacia tu hombro adelantado. La mayor parte de tu peso se transferirá a la pierna delantera cuando atravieses el objetivo con el puño.

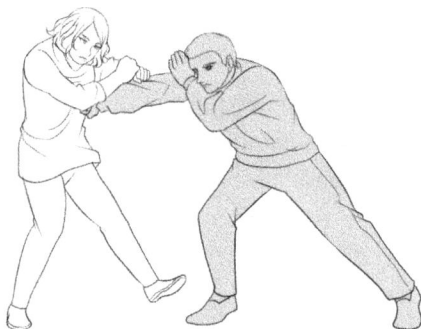

Capítulos relacionados:

- Puñetazo directo adelantado
- Posición en guardia

DIRECTA TRASERA AL CUERPO

La directa trasera al cuerpo es un golpe poderoso y extremadamente útil. Se usa bien en combinación, como contraataque, después de una finta, para bajar la guardia de tu oponente, etc.

Es extremadamente útil contra un oponente en una postura incomparable, es efectivo contra combatientes altos y es bueno usarla contra aquellos que mantienen la mano trasera alta al lanzar un adelanto.

Desde el OGP, agáchate. Cuando bajas, tu mano adelantada se convertirá en tu protección. Gira sobre tu pie trasero y cambia tu peso a tu pierna adelantada, cuando empujas tu puño trasero directamente a través de tu objetivo. Para aumentar la potencia, da un paso ligeramente hacia tu lado adelantado mientras golpeas.

Cuando regreses al OGP, mantén el hombro adelantado levantado para protegerte contra el contraataque de tu oponente.

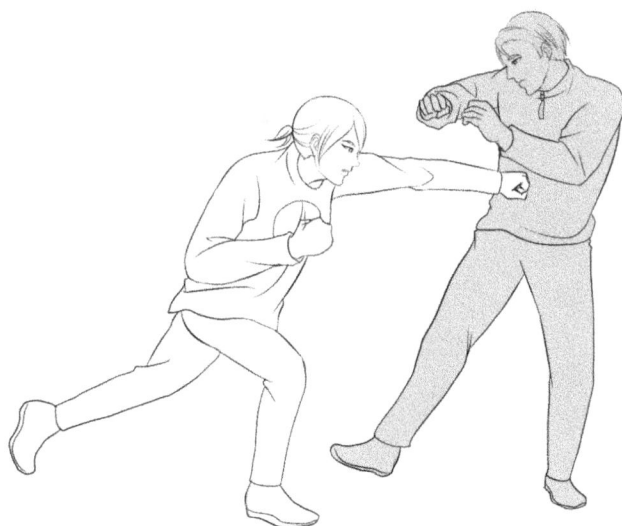

Ahora que tienes un arsenal decente, practica lanzando múltiples golpes de potencia en el saco de boxeo. Simplemente, lanza uno tras otro, alternando lados (izquierdo, derecho, izquierdo, derecho, etc.) en sucesión rápida.

Capítulos relacionados:

- Ataque por combinación
- Contraataque
- Creando aberturas
- Posición en guardia

UPPERCUT (GANCHO HACIA ARRIBA)

El uppercut se usa a corta distancia y es muy efectivo contra ataques salvajes de estilo cabeza abajo y balanceo de manos. Se puede hacer con la delantera o trasera.

Mantén las rodillas dobladas antes de golpear. Mientras lanzas el puñetazo, haz un movimiento de elevación hacia arriba, con la palma cerrada hacia ti.

Estira las piernas mientras atacas a tu objetivo, cambiando tu peso a la pierna opuesta a la mano que estás usando para golpear. Por ejemplo, si golpeas con la correa, cambia tu peso sobre la pierna trasera. Mientras te conectas, ponte de puntillas e inclínate un poco hacia atrás. Usa tu otra mano para protegerte contra los contra-ataques.

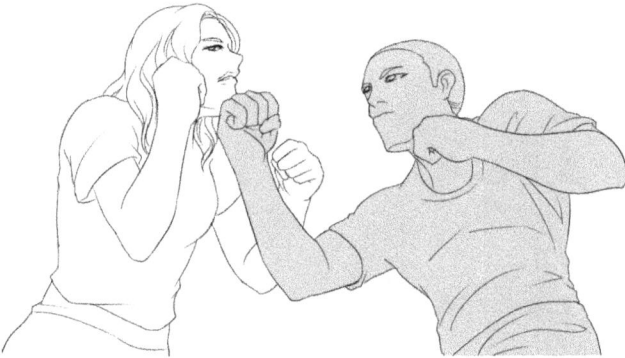

Los ganchos, los golpes con la mano trasera al cuerpo y los upper-cuts son los principales golpes que se utilizan en las peleas cuerpo a cuerpo.

RODAR

Rodar significa mover tu cuerpo junto con un golpe de tu oponente para hacerlo inefectivo.

Por ejemplo, si el golpe viene directamente hacia ti, muévete hacia atrás (un snapback). Si es un gancho, muévete a cualquier lado, dependiendo de qué lado venga el gancho.

Ruedo de hombro

La rodada de hombro te permite rodar alejándote de un golpe y luego devolver uno directamente. Cuando llega el puñetazo, simplemente gira el cuerpo para que el hombro lo desvíe.

Las siguientes imágenes muestran un ejercicio de balanceo de hombros. Tu compañero lanza una directa trasera a la que le ruedas el hombro.

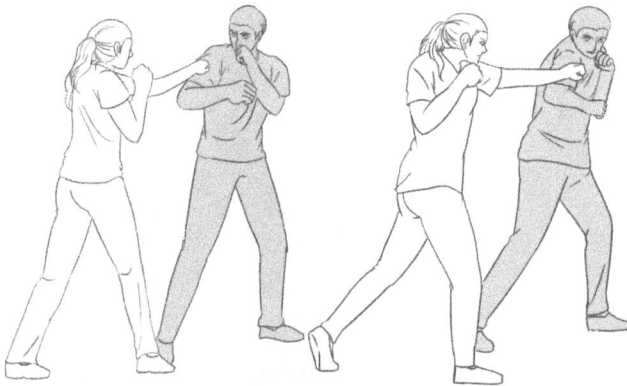

Luego devuelve el mismo golpe. Sigue haciendo esto de un lado a otro.

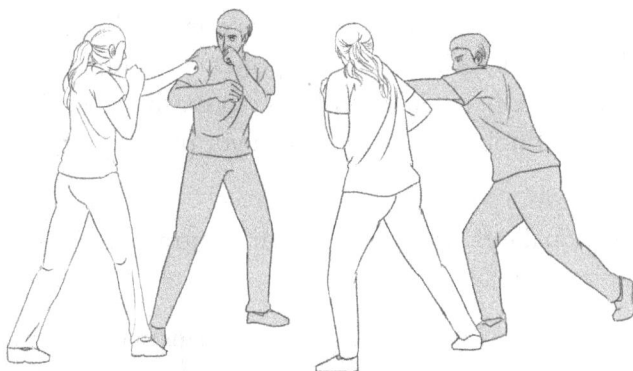

Capítulos relacionados:

- Snapback (retracción rápida)
- Puñetazo trasero directo

GANCHO DE PALA

Un gancho de pala es un tipo de gancho que está inclinado para ser lanzado dentro de la guardia de su oponente. Es uno de los ataques de menor alcance, pero tiene un impacto masivo cuando se realiza correctamente. También te mantiene mejor protegido que el gancho estándar.

El gancho de pala es bueno para usar contra alguien que intente agarrarte (abrazarte).

Al lanzar un gancho de pala con la mano principal, primero mete el codo principal cerca de su cuerpo. Si estás apuntando al cuerpo de tu oponente, tu codo estará contra tus caderas. Si estás apuntando a su cabeza, sostén el codo contra tus costillas inferiores.

Sostén tu mano adelantada de modo que tu palma esté hacia arriba en un ángulo de aproximadamente 45° con el cielo. Este ángulo de la mano permitirá que los nudillos que golpean caigan correctamente sobre tu objetivo.

Suponiendo que estás en adelanto por la derecha, gira explosivamente tu cuerpo hacia la izquierda para enviar tu puño al objetivo. Esta imagen muestra el golpe con un adelanto de izquierda.

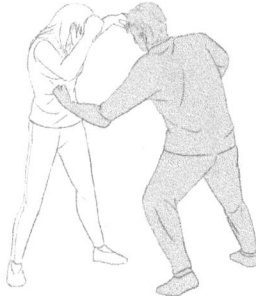

El gancho de pala también se puede realizar desde la parte trasera de manera similar.

GANCHO VERTICAL

El gancho vertical es útil como defensa contra el gancho del oponente y te permite realizar tu propio golpe al mismo tiempo.

Cuando tu oponente lanza su gancho, tu puñetazo llega por dentro de su gancho.

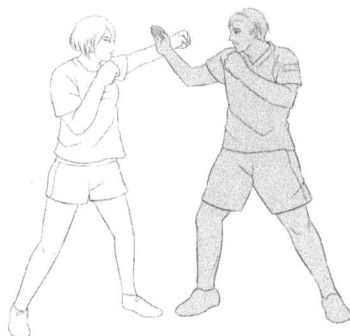

Luego se arquea para hacer contacto con tu objetivo. Cambia tu peso sobre tu pierna adelantada mientras lo haces.

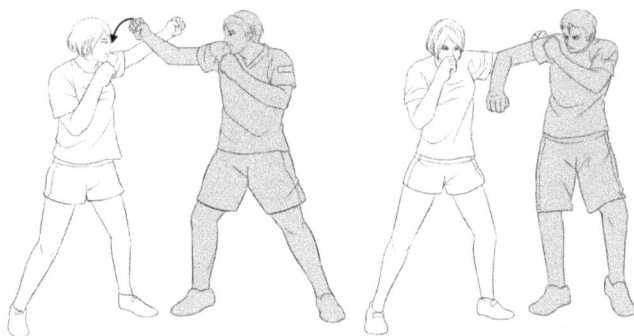

A medida que surge tu golpe, desvías el golpe de tu atacante. Cuanto más fuerte golpee tu oponente, más se lastimará.

ATAQUE DE INMOVILIZACIÓN

Un ataque de inmovilización (IA por sus siglas en inglés), también conocido como ataque de inmovilización de mano (HIA por sus siglas en inglés), es cuando evitas que tu oponente mueva una parte de su cuerpo y luego ataca en la abertura que se crea. Esto fuerza una abertura, y también te mantiene protegido de la(s) parte(s) del cuerpo que inmovilizas.

La inmovilización se puede realizar de diversas formas, como agarrar, inmovilizar, atrapar, etc. En este libro, el término atrapar se utiliza a veces para describir todos los tipos de inmovilización.

Una IA puede ser instintiva (lograda con ejercicios de captura como Chi Sao) o planificada/configurada, y se puede hacer de forma individual o como parte de una combinación.

Una IA básica sería usar una mano para sujetar el brazo de tu oponente hacia abajo, mientras tu brazo libre golpea.

Idealmente, también querrás estar fuera del alcance de su mano libre cuando golpeas, o quizás sujetar sus dos manos con una de las tuyas.

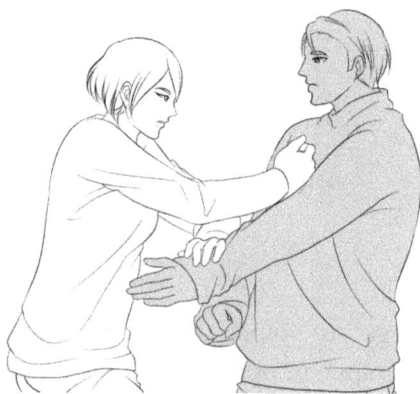

En este ejemplo, el hombre inmoviliza el brazo de la mujer, agarrándolo.

Luego la atrae hacia él mientras golpea con el puño de revés.

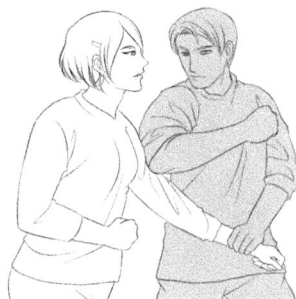

En este ejemplo final, se sujeta el brazo y lanza una patada de gancho a la ingle.

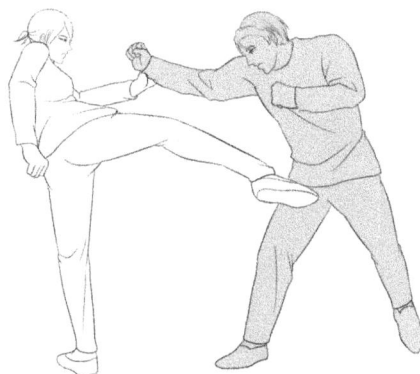

La inmovilización no se limita a las manos. Todas las inmoviliza-ciones de: brazo a pierna, pierna a pierna, cabeza, cabello, etc. son posibles.

Un vínculo es encontrar la mano de tu oponente y dirigirla diago-nalmente a través de su cuerpo en una línea de arriba a abajo, de arriba a la derecha y de abajo a la izquierda, por ejemplo.

Un croise es cuando la mano se dirige de arriba hacia abajo en el mismo lado (de derecha arriba a derecha baja o de izquierda alta a izquierda baja). NO se hace de menor a mayor.

Un envolvimiento es dirigir la mano en un movimiento circular completo. El contacto no se pierde y termina en la misma línea. Es básicamente un desvío circular y es bueno usarlo contra aquellos a los que les gusta hacer fintas.

La presión está aplicándose en la mano de tu oponente.

Capítulos relacionados:

- Chi Sao
- Ataque por combinación
- Golpe de revés
- Patada de gancho
- Desviación

CHI SAO

El Chi Sao es un ejercicio que ayuda a desarrollar la sensibilidad necesaria para la captura instintiva y aprovecha la energía que fluye (chi).

También aumenta el equilibrio corporal y promueve la relajación de los brazos y el cuerpo.

Para demostrar cómo hacer el ejercicio básico de Chi Sao, en este libro se incluyen los primeros dos capítulos de: *Cómo hacer Chi Sao de Sam Fury.*

www.SFNonFictionbooks.com/Foreign-Language-Books

Este es un extracto directo que demuestra la versión Wing Chun de Chi Sao. Después del extracto hay algunas instrucciones adicionales sobre cómo Bruce adaptó la posición de los pies para el Jeet Kune Do.

$\sim$

Posiciones de las manos

Hay tres posiciones de manos principales utilizadas en Chi Sao.

Son Tan Sao (Bloqueo de palma hacia arriba: Taun Sao), Bong Sau (Bloqueo de brazo en ala: Bon Sao) y Fook Sao (Bloqueo de brazo en puente: Fok Sao, Fuk Sao).

Practica cada una de estas posiciones de las manos por separado y cambia de una a otra.

Tan Sao

El Tan Sao se utiliza para limitar la capacidad del oponente de golpear directamente.

Empuja hacia delante desde el centro de tu cuerpo con un ligero movimiento hacia arriba.

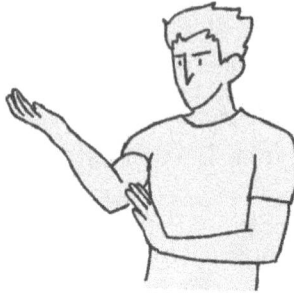

Asegúrate de lo siguiente;

- Tu palma está abierta, bastante plana y mirando hacia el cielo.
- Hay aproximadamente una curva de 30° en el codo.
- Todo el brazo está muy ligero hacia tu línea central.

Bong Sau

El Bong Sau se utiliza para redirigir el ataque del oponente a una posición neutral. Es mejor usarlo cuando ya está en contacto con el brazo del oponente.

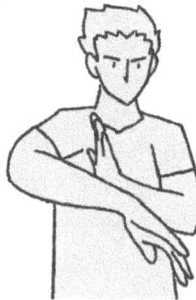

Asegúrate de lo siguiente;

- El codo apunta hacia fuera y ligeramente hacia dentro.
- El antebrazo tiene un ángulo de 45° hacia abajo, hacia la línea central.
- El antebrazo también está inclinado 45° hacia delante.
- La muñeca está en la línea central.
- El codo está más alto que la muñeca.
- La mano o dedos continúan en la misma dirección que el antebrazo.
- La parte superior del brazo está en una línea bastante recta, apuntando hacia el frente.
- El ángulo del codo es ligeramente superior a 90°.

Fook Sao

Esta posición defensiva se coloca sobre el brazo de tu oponente. El posicionamiento exacto se ajusta para adaptarse a la situación y a menudo, se describe como alto o bajo.

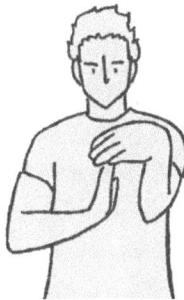

Asegúrate de lo siguiente:

- El codo está entre seis y ocho pulgadas del cuerpo y forma un ángulo hacia el centro de tu cuerpo.
- El antebrazo se inclina hacia arriba con la mano abierta y los dedos enganchados hacia la muñeca.

Dan Chi Sao

Los movimientos de este ejercicio no deben aplicarse con la intención de golpear. Sirven para enseñar la sensación de movimiento y, para empezar, deben realizarse con suavidad.

Al contrario del nombre, son los antebrazos los que «se pegan», no las manos. Permanecen en contacto durante todo el ejercicio.

El brazo derecho de P1 está en Tan Sao. P2 adopta un Fook Sao con su brazo izquierdo encima del brazo de P1. Luego presiona el codo hacia dentro, hacia su línea central. Ambos ejercen una ligera presión hacia delante.

En un movimiento, P1 hace el Tan Sao para guiar el brazo izquierdo de P2 fuera de la línea central, luego intenta golpear con la misma mano.

P2 se defiende dejando caer el codo hacia abajo y hacia dentro.

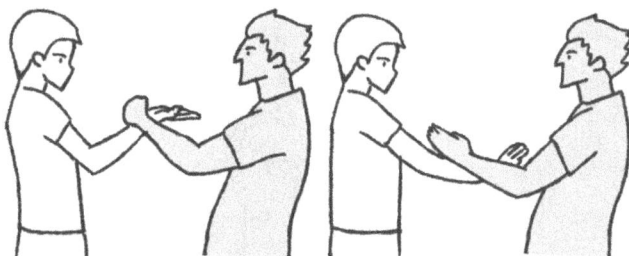

P2 intenta golpear la cara de P1. P1 se defiende con un Bong Sao. P1 y P2 vuelven a la posición inicial. Repiten el ejercicio.

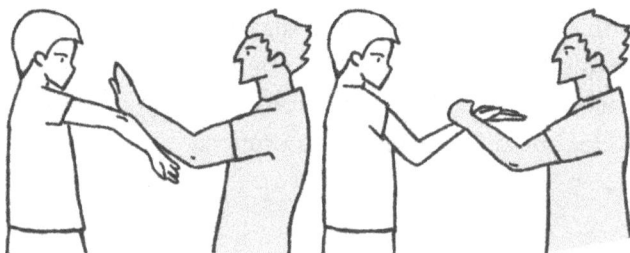

Doble Dan Chi Sao

Es lo mismo que el Dan Chi Sao, pero con la mano libre de P1 en un Fook Sao bajo sobre el Tan Sao de P2. Esta posición no cambia, mientras que P1 realiza el Dan Chi Sao de manera normal con la otra mano.

Al final de una ronda completa, cambia de brazo. Practica hasta que el cambio de un brazo a otro sea perfecto.

Luk Sao

Luk Sao es la base del Chi Sao. Practícalo tú solo hasta que sea fluido antes de incorporar ejercicios de ataque y defensa. Durante todo el movimiento, mantén los hombros relajados y aplica una ligera presión hacia delante.

Nota: Si las posiciones de tus manos son correctas, la presión hacia delante se mantendrá automáticamente. Si tu oponente elimina la presión opuesta, tu mano golpeará hacia delante por reflejo.

El Luk Sao es básicamente un movimiento entre dos posiciones: de Bong Sao y Fook Sao bajo a Fook Sao alto y Tan Sao.

La mano derecha de P1 está en Tan Sao. La mano derecha de P2 está en Bong Sao.

Ambos brazos izquierdos están en la posición de Fook Sao, situados sobre los brazos opuestos de sus compañeros (derecha a izquierda, izquierda a derecha).

Fook Sao de P1 está en una posición alta, mientras que P2 está en una baja. Los codos de los brazos con los que están realizando el Fook Sao deben presionarse constantemente hacia la línea central.

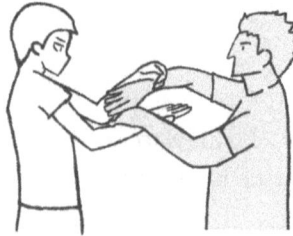

P1 rota su codo derecho hacia arriba, manteniendo la muñeca hacia su línea central. Cuando su codo se eleva a la altura de los hombros, su antebrazo cae en Bong Sao. Su mano izquierda permanece en Fook Sao durante todo el movimiento, pero se mueve a una posición baja. Mantén el codo hacia abajo sobre el Fook Sao o se perderá la presión hacia delante.

Cuando P1 hace lo anterior, P2 deja caer su Bong Sao en Tan Sao. A medida que su Bong Sao cae, mueve la muñeca hacia fuera y el codo vuelve a bajar a su posición retraída de Tan Sao. A medida que su Bong Sao se instala en un Tan Sao, su Fook Sao se mueve de menor a mayor, mientras se mantiene en contacto con el Bong Sao derecho de P1.

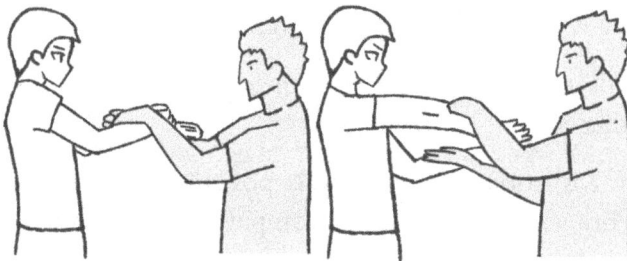

Luego invierten la rodada y regresan a la posición inicial.

Todo esto se hace de manera fluida y es importante hacerlo con intención. Gira y empuja para entrelazar las manos. Mantente tenso, pero flexible.

Todos los simulacros descritos a partir de ahora comienzan en Luk Sao, a menos que se indique lo contrario. Cuando se dan explicaciones sobre cuándo iniciar una secuencia de simulacros desde el Luk Sao, se utilizan los términos: «punto o posición alto o bajo». Esto no significa que el movimiento deba iniciarse en el punto más alto o en el más bajo.

Es imposible describir el punto exacto donde se debe comenzar una técnica. Con la práctica, descubrirás el mejor momento.

∾

En la versión anterior del Wing Chun de Chi Sao, ambos practicantes están parados con los pies paralelos. Puedes ajustar los pies para obtener un «casi OGP» poniendo un pie adelante. Esta postura te dará un mejor equilibrio y estructura.

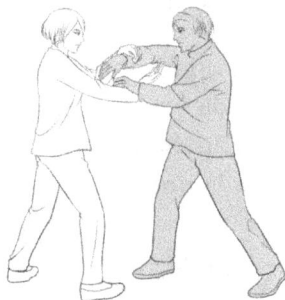

Chi Sao - Lap Sau

Esto muestra cómo aplicar la técnica de agarre (Lap Sau), cuando se hace el Chi Sao.

Cuando tus manos estén más juntas, usa tu mano trasera para agarrar el brazo de tu oponente.

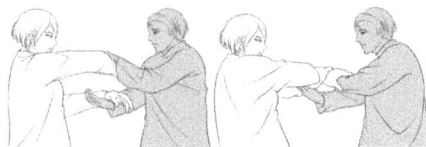

Pasa el brazo de tu oponente por encima de su otro brazo y fíjalo mientras golpeas con tu puño hacia atrás.

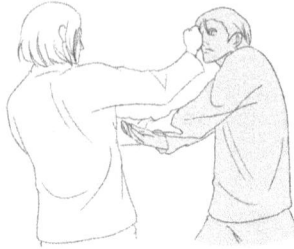

Tu acción de tracción también atrae a tu oponente hacia tu golpe para darle más potencia. En una pelea real, no estarás haciendo Chi Sao. Esta es una de las muchas formas en que el Lap Sau se puede adaptar a una situación más realista.

A medida que avanza tu oponente con una directa adelantada, lanza una patada de parada junto con un desvío. Tu parada se convertirá en un agarre Lap Sau. Atrae a tu oponente mientras lanzas una directa adelantada propia.

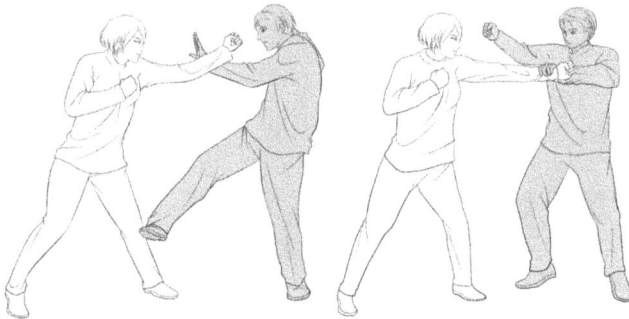

Chi Sao - Phon Sau

Esto muestra cómo aplicar la técnica de captura (Phon Sau) cuando se hace Chi Sao.

Durante el Chi Sao, cuando sientas que la energía de tu pareja se interrumpe, inicia el Phon Sau. En el momento adecuado, desengancha el Chi Sao y coloca una de tus manos sobre las manos de tu compañero. Sujeta sus manos hacia abajo y usa tu otra mano para golpear.

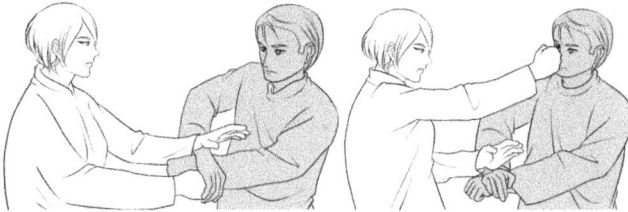

Capítulos relacionados:

- Sincronización
- Golpe de revés
- Patadas de parada
- Desviación

CODOS Y RODILLAS

Los codos y las rodillas son rápidos y poderosos remates de pelea. Esto se debe a que son más duros y menos frágiles que los huesos de la mano, y los golpes con ellos se pueden lanzar con mucha más fuerza.

Codos

Desde el OGP, gira bruscamente la cadera y pivota sobre la parte anterior del pie (el mismo lado del codo con el que estás golpeando). Chasquea y clava tu codo en la cara de tu oponente, preferiblemente en su mandíbula.

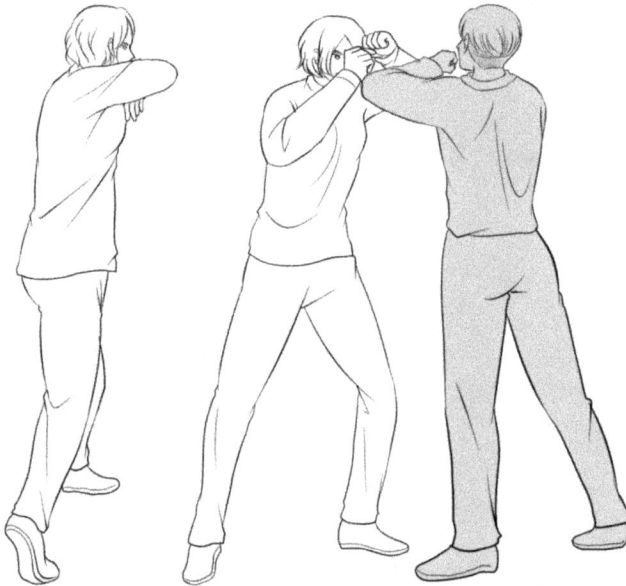

Tu mano debe mantenerse abierta para exponer el hueso. Mantén tu codo cerca de tu cuerpo y tu brazo suelto hasta el último momento. Tu muñeca debe permanecer flácida. Como en todos los golpes, la potencia surge del suelo y del pivote de tus caderas.

Los codos pueden venir desde una variedad de ángulos.

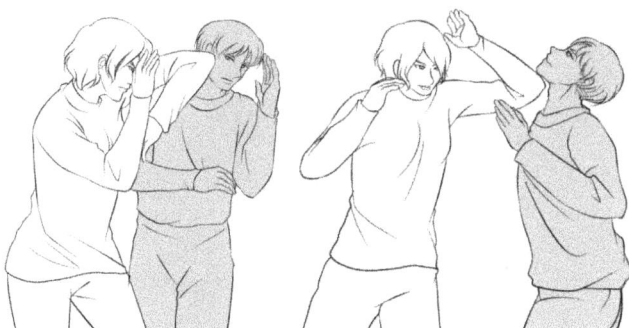

Para mayor potencia, agarra a tu oponente y clava su cabeza en tu codo mientras golpeas.

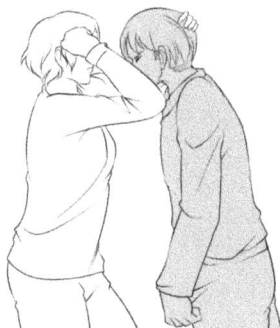

Rodillas

Las rodillas pueden hacer contacto desde una variedad de ángulos.

Tira del cabello o de la cabeza o de las orejas de tu oponente hacia abajo y golpéale la cara con tu rodilla. Apunta el pie y los dedos de los pies hacia abajo para protegerte.

Extiende las caderas y ponte de puntillas para aumentar la fuerza. Lanza algunos de esos golpes consecutivamente para causar más daño.

Una rodilla en la ingle también es muy eficaz. Si es necesario, sostén los hombros de tu oponente.

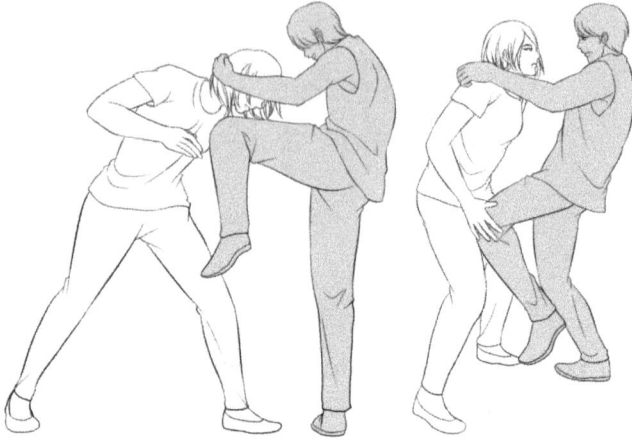

Related Chapter:

- Posición en guardia

PRESIÓN

Presionar a tu oponente es una buena manera de mantenerlo fuera de balance. Se hace acorralando a tu oponente para que no te pueda atacar. Puedes atacar cuando se crean brechas. Esto incluso funciona bien si el otro es más grande que tú.

Presionar es básicamente empujar continuamente a tu oponente usando tus caderas y hombros para aplicar fuerza. Cambia tu peso a tu pie adelantado y usa el avance de movimiento aleatorio para presionar contra tu oponente. Usa tus manos y tu cuerpo para atrapar a tu oponente y luego ataca cuando surja la oportunidad.

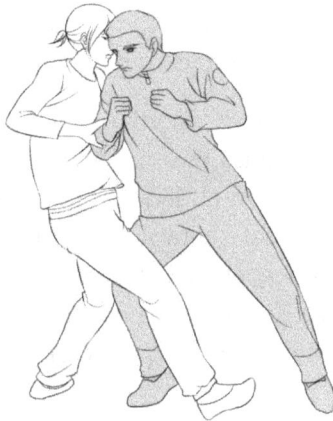

Capítulos relacionados:

- Movimiento aleatorio

ESCENARIOS DE AUTODEFENSA / ENTRENAMIENTO INSTINTIVO

A menudo, las artes marciales tienen formas específicas de manejar ciertas situaciones, que los estudiantes practican. Esta puede ser una excelente manera de entrenar la memoria muscular, por lo que, si surge esa situación en particular, los movimientos son automáticos. El problema es que estos movimientos suelen depender de condiciones específicas de la situación, pero en realidad hay muchas variables y todos somos diferentes. Lo que puede funcionar para ti puede que no funcione para mí.

Con el entrenamiento instintivo, se entrena para reaccionar rápidamente ante todo tipo de situaciones, en lugar de reaccionar de una manera particular ante una situación particular.

A menudo, la mejor manera de manejar cualquier escenario de ataque sorpresa o autodefensa es usar un golpe simple a un objetivo principal, como un golpe con el dedo en los ojos o una patada en la ingle (a diferencia de las complicadas maniobras de escape, bloqueos de articulaciones, etc.). Este golpe inicial creará tiempo y distancia para que puedas seguir peleando con normalidad. En algunos casos, puede ser todo lo que se necesita para finalizar el encuentro.

Uso de la fuerza

Luchar contra un atacante que está tratando de hacerte un daño grave es diferente a una sesión de enfrentamiento o una pelea con tu amigo. Diferentes situaciones requieren diferentes grados de fuerza. Tú mismo lo decides.

En una situación potencialmente mortal, todo vale. No te olvides de: los cabezazos, los talones traseros, los tirones de pelo, los mordiscos, etc.

Haz lo que tengas que hacer para escapar, pero debes saber que tus acciones tienen consecuencias. Si reaccionas con exageración, puedes tener problemas con la ley.

Alerta

Al estar constantemente atento a tu entorno, puedes evitar sorpresas. Esto puede ser un desafío para aquellos que están acostumbrados a vivir dentro de sus cabezas, pero si constantemente te recuerdas a ti mismo que debes tomar en cuenta tu entorno, pronto se convertirá en algo instintivo.

Tener una amplia visión periférica aumentará tu capacidad para percibir lo que sucede a tu alrededor. Para mejorar tu visión periférica, concéntrate en un punto de referencia en la distancia, por ejemplo, un edificio alto. Sigue mirando el punto de referencia, pero en lugar de enfocarte en un punto, abre tu campo de visión y observa todo lo que puedas con el rabillo del ojo.

Actitud

Cuando puedas mantenerte relajado en situaciones tensas, tomarás mejores decisiones y podrás reaccionar más rápido. Entrar en pánico nunca es bueno.

Observa los momentos en los que estás relajado. Practica reproducir esta sensación de relajación a lo largo del día, especialmente cuando te sientas estresado.

Poder relajarse es bueno, pero solo la práctica constante te permitirá desarrollar la confianza en tus habilidades. Esto es particularmente cierto si se trata de agresores armados o múltiples. Lo último que quieres hacer es quedarte tieso.

Talón de palma

Un talón de palma es una buena arma para golpear en defensa propia, especialmente en la cabeza donde hay muchos huesos duros que pueden dañar tus nudillos. En la mayoría de los casos, puede reemplazar el puño con poca o ninguna otra variación necesaria.

Asegúrate de que sea el talón de la palma de la mano el que haga contacto.

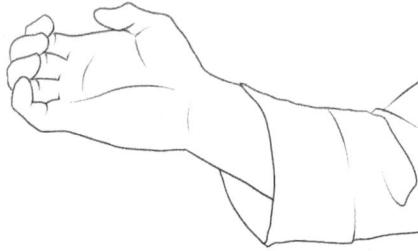

Escenarios de entrenamiento instintivo

Haz que un compañero de entrenamiento te ataque al azar. Reacciona con el objetivo de eliminarlo como combatiente lo más rápido posible.

Aquí hay una lista de situaciones aleatorias contra las que puedes reaccionar. Se te pueden ocurrir otros. Cuando sea el caso, practica estas cosas desde todos los ángulos y variaciones (frontal, lateral, posterior) y desde diferentes posiciones (en el suelo, sentado, etc.). Algunas variaciones que se sugieren se muestran entre paréntesis.

Escenarios comunes

- Agarres de brazo (simple, doble)
- Bloqueos de brazo (muchas variaciones)
- Abrazos de oso (brazos libres, brazos inmovilizados, levantados)

Una defensa básica contra alguien que te agarra por detrás es aflojar su agarre lo suficiente como para enfrentarlo, atacar agresivamente y luego escapar cuando puedas.

- Sujeción con cinturón
- Agarre de pecho (con un puñetazo)
- Agarre de ahorcamiento

Cuando te están ahorcando, proteger tus vías respiratorias es primordial. Agarra el brazo de tu oponente con ambas manos y tira hacia abajo tan fuerte como puedas. Mete la barbilla hacia abajo en el espacio que creas y apúntala hacia su codo. A partir de aquí, trabaja para aflojar su agarre y atacar de cualquier forma que puedas. Muerde, dobla sus dedos, patea, ataca su ingle, etc. Doblar la barbilla es una buena forma de prevenir el ahorcamiento.

- Nelson medio/completo
- Candados
- Pisotear el suelo
- Lanzarte sobre él
- Agarraderas de muñeca (simple, doble)
- Bloqueos de muñeca (muchas variaciones)

Múltiples asaltantes

- Abordados desde múltiples ángulos
- Ser retenido de diversas formas y agredido

Al enfrentarse a múltiples oponentes, la amenaza aumenta exponencialmente. Mantente de pie y usa tu entorno para crear una situación en la que solo te enfrentas a un oponente a la vez. Trabaja para que se interrumpan uno en el camino del otro.

Asaltante armado

- Barridas, cortes, estocadas
- Garrote
- Cuchillo
- Bastón

Cuando te enfrentes a un oponente armado, haz todo lo posible por mantener la distancia. Intenta colocar objetos estacionarios entre tú y tu atacante. Cuando tu oponente golpee, sal de la línea de ataque o redirige el arma lejos de ti. Asegura el arma o la extremidad que sostiene el arma. Ataca fuerte y desármalo. Muérdelo, hazle un bloqueo de brazo, etc.

Defensa contra armas

La acción que decidas tomar cuando te enfrentes a un arma (cumplimiento, huida, desarme) dependerá de ti y de la situación. Por lo general, es mejor cumplir, especialmente si las demandas del atacante son puramente materialistas.

Es difícil apuntar con precisión con una pistola si el objetivo está a más de 10 metros de distancia, en especial si el objetivo se mueve erráticamente. Si el agresor tiene una escopeta o un rifle, su capacidad para disparar con precisión aumenta.

Si decides correr, sé errático en tus movimientos. Rueda y haz un zigzag, por ejemplo.

Si estás al alcance de la mano, agarra el arma mientras te mantienes fuera de la línea de fuego. Gírala alejándola de ti y acercándola a tu agresor.

Capítulos relacionados:

- Enfrentamiento

ATAQUE INDIRECTO PROGRESIVO

Un ataque indirecto progresivo (PIA por sus siglas en inglés) es un ataque en el que creas una abertura y conectas tu golpe real sin retirar tu extremidad.

Cuando golpeas en un solo movimiento hacia delante sin finta u otro ataque, esto es un SAA.

Cuando fintas y luego golpeas en dos movimientos, como mover tu extremidad hacia atrás o usar una extremidad diferente para dar el golpe, estás usando ABC (en este ejemplo, la combinación es una finta seguida de un solo ataque en ángulo).

En un PIA, fintas para crear la abertura y luego cambias las líneas para golpear la abertura. El objeto de la finta es provocar una respuesta y reducir la distancia, de ahí la palabra «progresivo» (avanzas hacia tu objetivo). Oculta tu embestida hacia delante. Esta estocada debe cubrir al menos la mitad de la distancia entre tú y tu oponente.

El ataque es indirecto porque cambia de línea, a diferencia de un SAA (también conocido como ataque directo único) que va directamente al objetivo.

Cuando fintas, tu oponente se moverá para defenderse. A medida que su movimiento defensivo (bloquear, parar, etc.) se mueva hacia tu finta, cambia la línea para tu verdadero ataque (con un pequeño movimiento circular, por ejemplo). Esto se conoce como desconexión porque te estás desconectando de la línea de ataque (cuando tu extremidad se encuentra con la extremidad de tu oponente, es una conexión). Tu desconexión debe pasar muy cerca de la mano de tu oponente, pero debe adelantarse a la acción defensiva. Excepto en casos raros, haz que este movimiento sea lo más pequeño posible.

Tu segundo movimiento (tu verdadero ataque) generalmente solo ocurre en la segunda mitad de la distancia. Tu finta está en la primera y debe ser lo suficientemente larga para permitir que tu oponente actúe sobre ella.

Un ejemplo de PIA es lanzar una finta adelantada baja a la ingle. Cuando tu oponente baje la guardia, estiras las piernas y le golpeas la cabeza.

Cuando pelees contra alguien que habitualmente se desconecta, finge tu preparación y luego usa un ataque de inmovilización.

Capítulos relacionados:

- Creando aberturas
- Ataque angulado simple
- Desviación
- Ataque de inmovilización

ATAQUE POR ATRACCIÓN

Un ataque por atracción (ABD por sus siglas en inglés) es cuando atraes a tu oponente para que realice un ataque que luego puedes interceptar o contrarrestar.

La abertura se puede realizar de tres formas:

1. Exponiendo un objetivo. Por ejemplo, baja la guardia, y cuando tu oponente te ataque la cabeza dale un golpe bajo
2. Realizando un ataque falso u otra acción que invite a un contraataque. Finge un ataque que tu oponente detiene y responde, luego, contraataca a la respuesta.
3. Acercándote a tu oponente para «forzar» un ataque. Por ejemplo, avanza hasta el rango de ataque de tu oponente y, cuando golpee, usa un golpe de parada.

Se prefiere atraer un ataque a esperar a que tu oponente lidere por su propia voluntad, porque esto te da una mejor idea de lo que planea hacer tu oponente y cómo puedes contraatacar su probable reacción a tu atracción.

Cuando contraatacas un contraataque de un oponente, como en el ejemplo de la segunda manera de crear una abertura, esto se llama contratiempo. El contratiempo también se puede aplicar a un golpe de parada. Atraes el golpe de parada con la intención de desviarlo y luego contraatacar.

Capítulos relacionados:

- Creando aberturas
- Golpe de parada

COMPÁS

Cuando peleas contra un oponente rápido que no se deja engañar, puedes usar el compás.

Un compás (que no debe confundirse con el medio tiempo en el ritmo interrumpido) es cuando golpeas la mano de tu oponente (o lo más cerca posible de ella) con tu mano. Algunos ejemplos de cómo se puede utilizar el compás son:

- Forzar una abertura (golpear su mano hacia un lado). Haz que tu movimiento sea brusco y rápido. Un ataque de inmovilización ofrece un buen seguimiento, al igual que renovar el ataque u otros ataques por combinación.
- Como la finta parte de un ataque indirecto. Haz que tu movimiento sea ligero y rápido para que puedas pasar rápidamente su mano..
- Atraer un ataque. Haz que tu movimiento sea ligero y no tan rápido. A menudo, tu oponente querrá devolver en el compás, o tal vez intente atacar en el medio compás.

Capítulos relacionados:

- Sincronización
- Ataque de inmovilización
- Renovar el ataque
- Ataque por combinación

PATADA GIRATORIA

La patada giratoria puede ser útil contra un oponente que te apresura, pero esto requiere que le des momentáneamente la espalda a tu oponente, lo que también significa que apartarás los ojos de tu objetivo.

Es mejor usarla en un contraataque sorpresa contra combatientes agresivos, que atacan en línea recta sin arremeter contra ti. Es peligroso emplearlo contra oponentes defensivos, ya que es más probable que puedan tomar ventaja cuando les das la espalda.

La patada giratoria es más difícil de dominar que otras patadas, pero puede ser la única patada con la que puedas pillar desprevenido a un combatiente experto.

Suponiendo que estás en un OGP adelantado derecho, párate aproximadamente a una pierna de distancia de tu objetivo y ajusta tu pie adelantado para comenzar el giro.

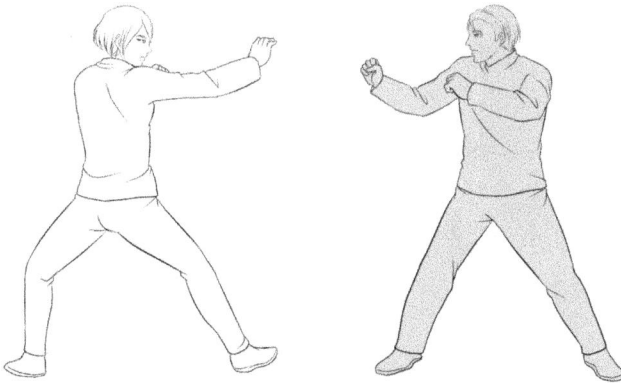

Gira sobre el metatarso de tu pie derecho y luego rota rápidamente tu cuerpo. Mantén tus ojos en tu oponente el mayor tiempo posible e imagina el lugar al que estás apuntando en tu mente mientras giras.

A medida que completas el giro, lanza tu pie directamente al objetivo usando el mismo movimiento de caderas y chasqueo del pie al hacer contacto. Golpea el frente de tu objetivo de la misma manera que lo hace una patada lateral.

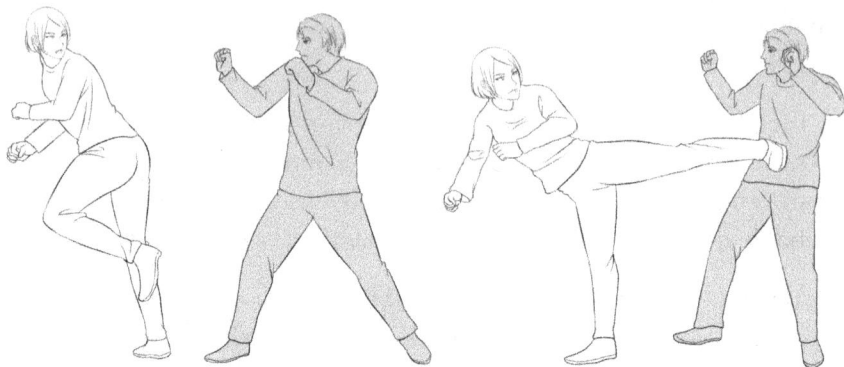

El barrido manual descrito en la lección de ráfaga (bajo el título Ráfaga hacia delante con patada lateral) se puede usar para distraer a tu oponente para que puedas lanzar la patada giratoria.

La mejor manera de practicar la patada giratoria es en el aire y luego, en el saco de boxeo.

Capítulos relacionados:

- Posición en guardia
- Ráfaga

PATADA DE BARRIDO

La patada de barrido rara vez se usa porque es una patada alta que puede ser atrapada por un combatiente experimentado. Además, no es muy potente y hay que ser bastante flexible para hacerlo. Estas cosas combinadas hacen que no valga la pena el riesgo en la mayoría de los casos. Sin embargo, es útil contra alguien que deja el pie adelantado en alto mientras ataca.

Esta patada se inicia con un avance rápido, en la misma manera que se hace una patada de gancho. Asumiendo que estás en una derecha adelantada, cuando das la patada, tu pie viajará verticalmente hacia arriba y luego, con un pequeño arco de izquierda a derecha en la parte superior del movimiento. Conéctate con tu objetivo usando el talón y el borde exterior de tu pie.

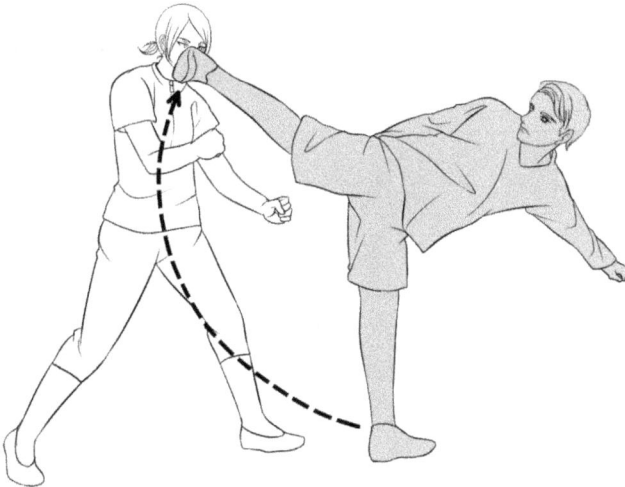

Capítulos relacionados:

- Patada de gancho

REFERENCIAS

Cheung, W. (1852). *Dynamic Chi Sao by William Cheung.* Unique Publications.

DeMile, J. (1977). *Tao of Wing Chun Do, Vol. 2: Bruce Lee's Chi Sao.* Tao of Wing Chun Do.

Gutierrez, V. (2009). *WingTsun. Chi Sao II.* Sportimex.

Lee, B. (2008). *Bruce Lee's Fighting Method.* Black Belt Communications.

Lee, B. (2011). *Tao of Jeet Kune Do: Expanded Edition.* Black Belt Communications.

Tucci, R. *Jeet Kune Do 1 - Intro to Jun Fan Kung Fu.* ESPY-TV Martial Art Videos.

Yimm Lee, J. (1972). *Wing Chun Kung-Fu.* Ohara Publications.

RECOMENDACIONES DEL AUTOR

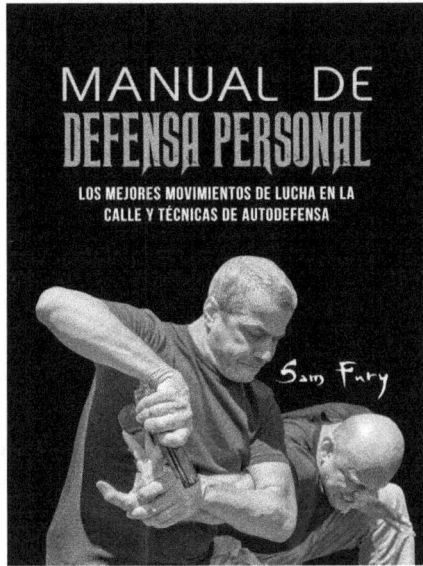

¡Aprende la defensa personal por ti mismo!

Este es el único manual de entrenamiento de autodefensa que necesitas, porque estos son los mejores movimientos de lucha callejera.

Consíguelo ahora.

www.SFNonFictionbooks.com/Foreign-Language-Books

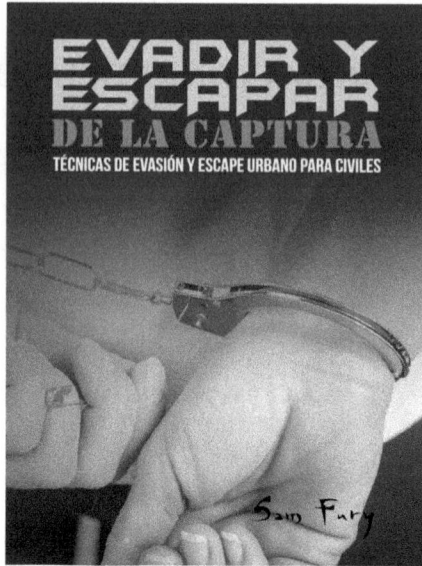

¡Aprende por ti mismo las tácticas de escape y evasión!

Descubre las habilidades que necesitas para evadir y escapar de la captura, porque nunca sabes cuándo te salvarán la vida.

Consíguelo ahora.

www.SFNonFictionbooks.com/Foreign-Language-Books

ACERCA DE SAM FURY

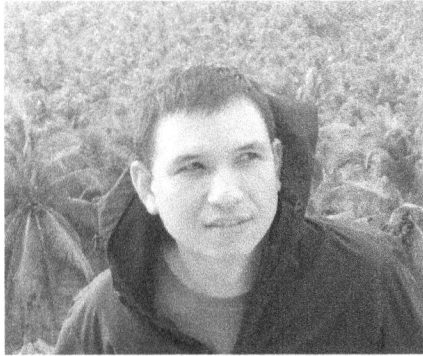

Sam Fury ha tenido una pasión por el entrenamiento de supervivencia, evasión, resistencia y escape (SERE) desde que era un niño creciendo en Australia.

Esto lo condujo a dedicar años de entrenamiento y experiencia profesional en temas relacionados, que incluyen artes marciales, entrenamiento militar, habilidades de supervivencia, deportes al aire libre y vida sostenible.

En estos días, Sam pasa su tiempo refinando las habilidades existentes, adquiriendo nuevas habilidades y compartiendo lo que aprende a través del sitio web Survival Fitness Plan.

www.SurvivalFitnessPlan.com